図解

脳からストレスが消える肌セラピー

不安・イライラ・緊張…を
5分でリセット！

桜美林大学教授・身体心理学者
山口 創

青春出版社

毎日毎日、ストレスを感じることばかり。

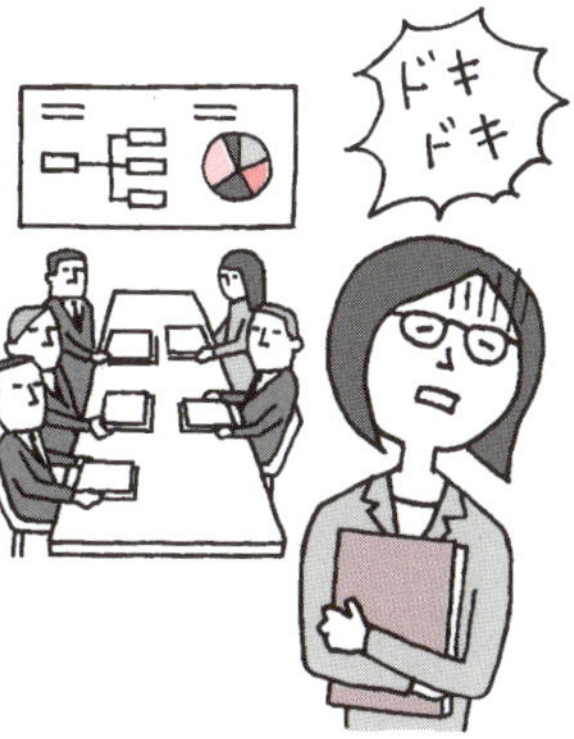

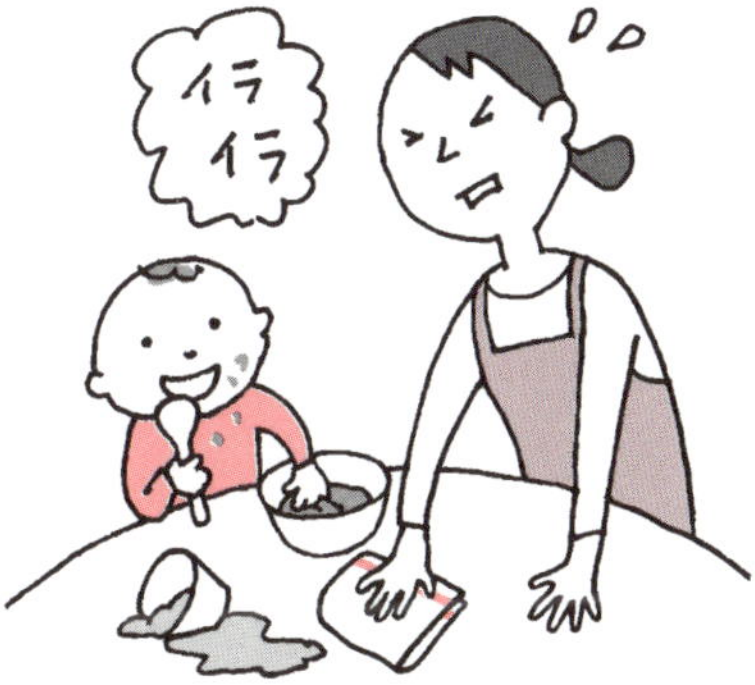

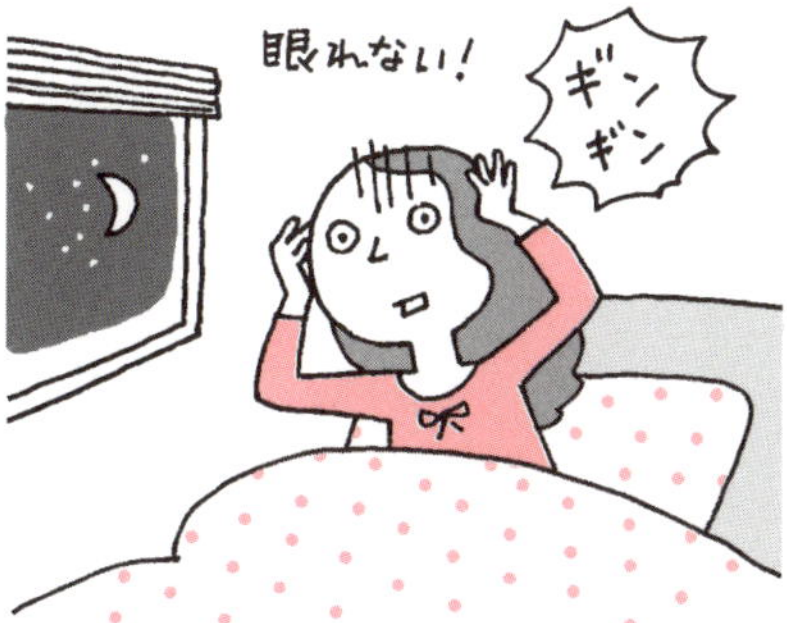

ストレスをなくしたいと思っているのに
どうしてうまくいかないんだろう——?

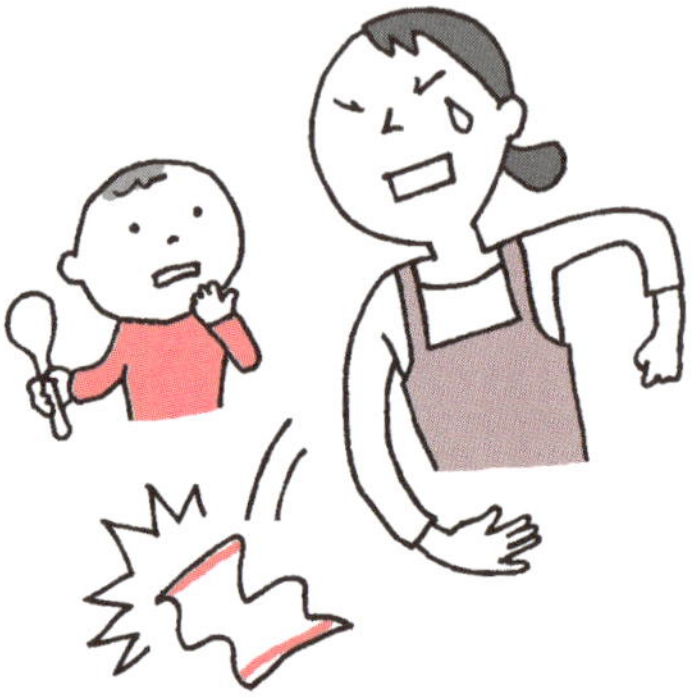

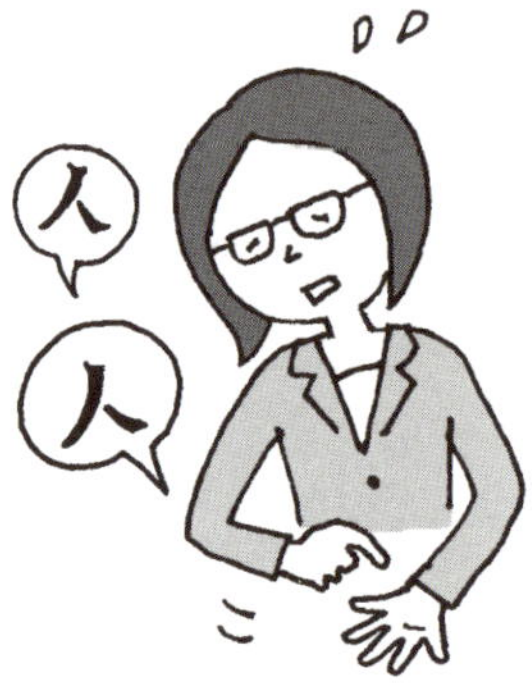

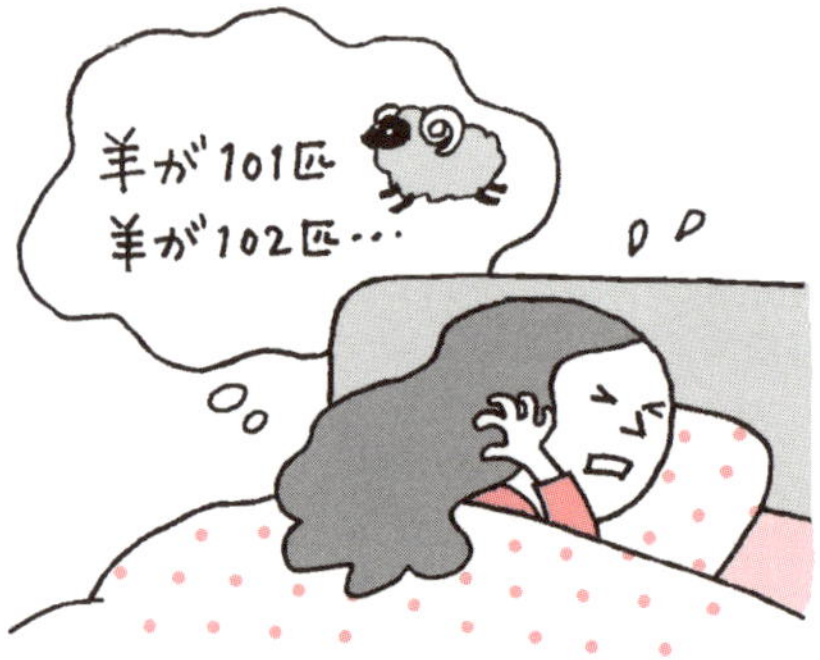

それは、「頭」を使ってストレスを消そうとしているからかもしれません。

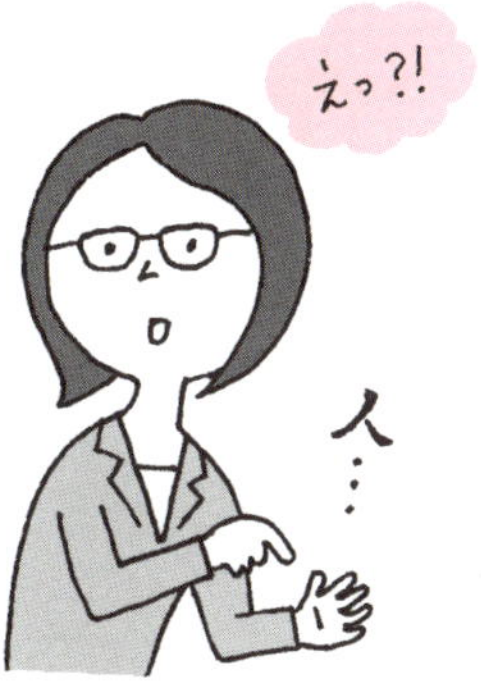

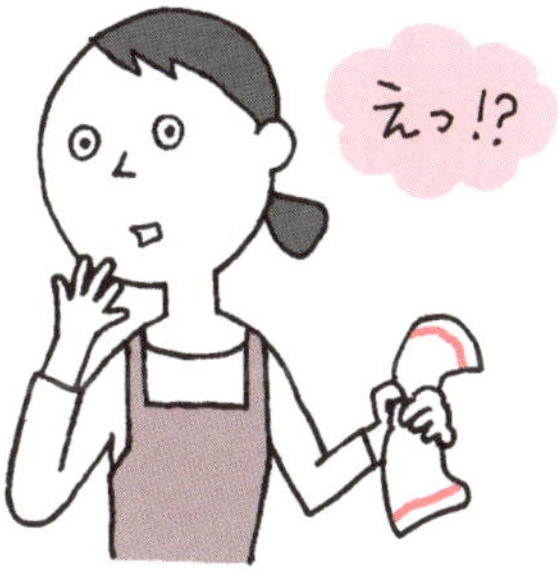

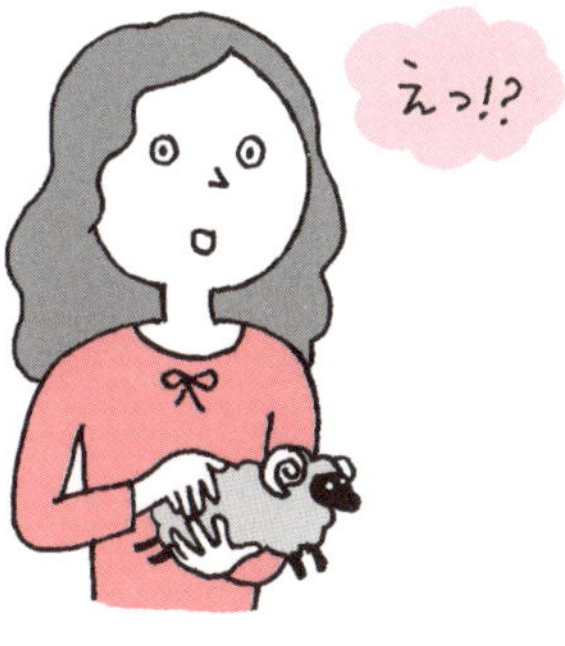

実は、頭を使うより、体を使うほうがうまくいくことがあります。
そのコツは、「肌」に働きかけることです。
なぜなら、肌は心（脳）とつながっているから。
この本では心（脳）に働きかける「肌セラピー」で
ストレスを消し、毎日がうまくいくヒントをお伝えします。

[図解]脳からストレスが消える「肌セラピー」

◆目次◆

PROLOGUE
肌は「心」を持っている
肌に触れることは、心に触れること

LESSON 1 脳からストレスが消える「肌セラピー」

「肌」から心を整える

LESSON 3 毎日がうまくいく「肌セラピー」
日常生活のなかで「皮膚感覚」を活かす

マッサージ監修　小松ゆり子
（Touch for World 代表・パーソナルセラピスト）
カバーイラスト　毛利みき
本文イラスト　富永三紗子
本文デザイン　ベラビスタスタジオ

PROLOGUE

肌は「心」を持っている

肌に触れることは、 心に触れること

ストレスを「頭」で消すのは難しい

日常生活を送っていると、仕事や家庭、子育て、人間関係といったさまざまな場面でストレスを感じることがあります。そんなとき、ストレスを消そうとしても、なかなかうまくいきません。その結果、怒りを爆発させてしまったり、食べすぎたり、衝動買いをしてしまったり……それは自分の意志が弱いから、心が弱いからだ、と思われがちですが、実はそうとも限らないのです。それを理解するには、まず「頭と心と体の関係」を知る必要があります。

理性的、論理的に考えるときに使っているのは「頭」です。しかし、実はその下にある「心（感情・感覚）」の影響を受けています。そして「心」はそのさらに下にある「体」の影響を受けているのです。

たとえば、初対面の人と会ったとき。「頭」では、その人の行動や話の内容からどんな人かを見極めようとします。しかしこのとき、たとえば握手をして肌が温まるとどうでしょう。それだけで相手への信頼感がアップすることがわかっています。「体」は水面下で「頭」に多大な影響を与えているというわけです。

もちろん心理学では、認知療法など頭（言葉）を使ったアプローチで確かな効果を上げているものもあります。しかし「考え方を変える」というのは、意外に難しいもの。そんなときは体を使ったほうがうまくいくことがあります。まずはそのしくみから解説していきましょう。

【頭・心・体の関係】

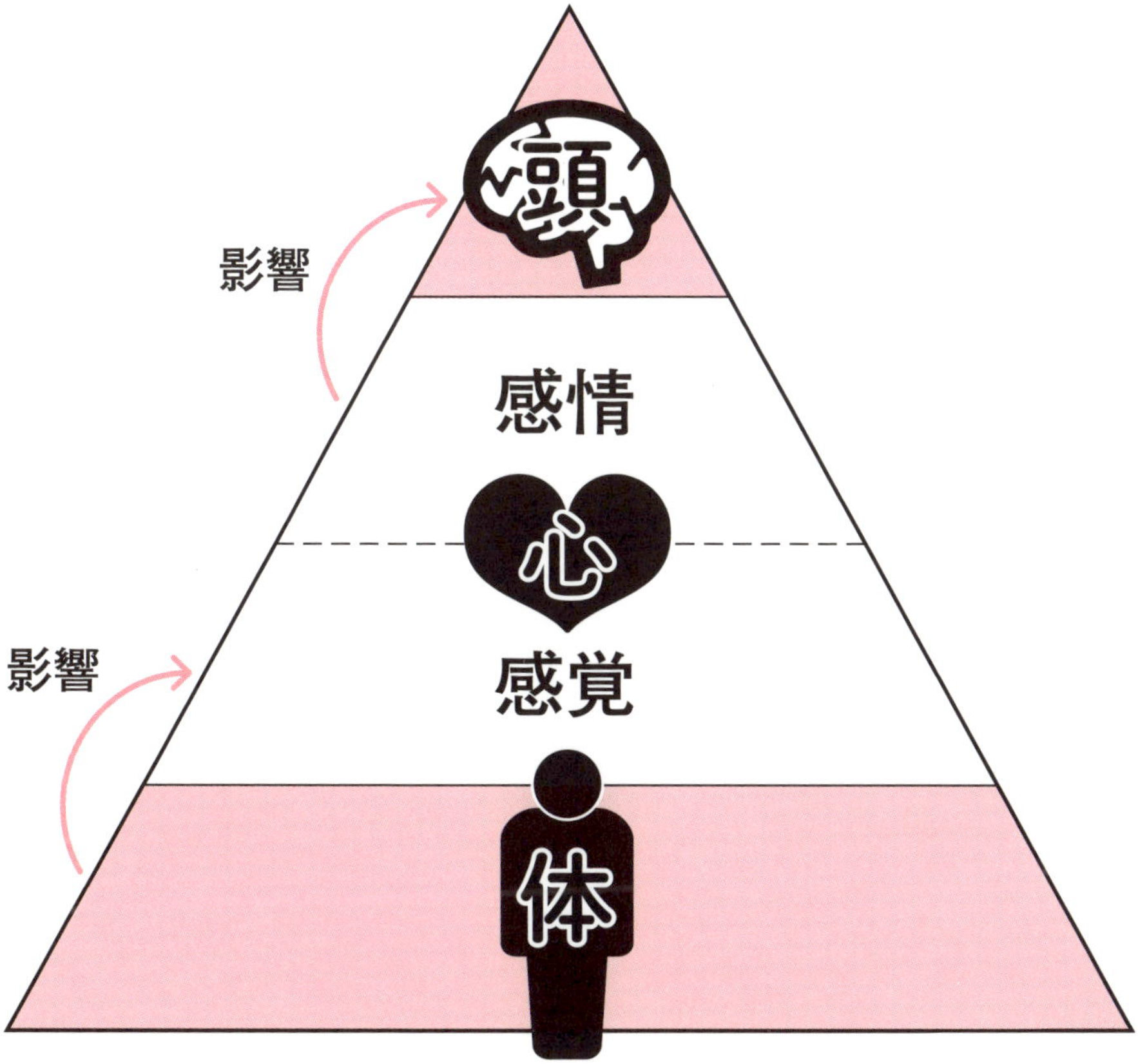

ベースにあるのは体

「頭」で考えていることでも、「心」の影響を受けている。
そして「心」の状態には「体」が大きくかかわっている

皮膚は「第二の脳」だった！

【受精卵は3層に分かれる】

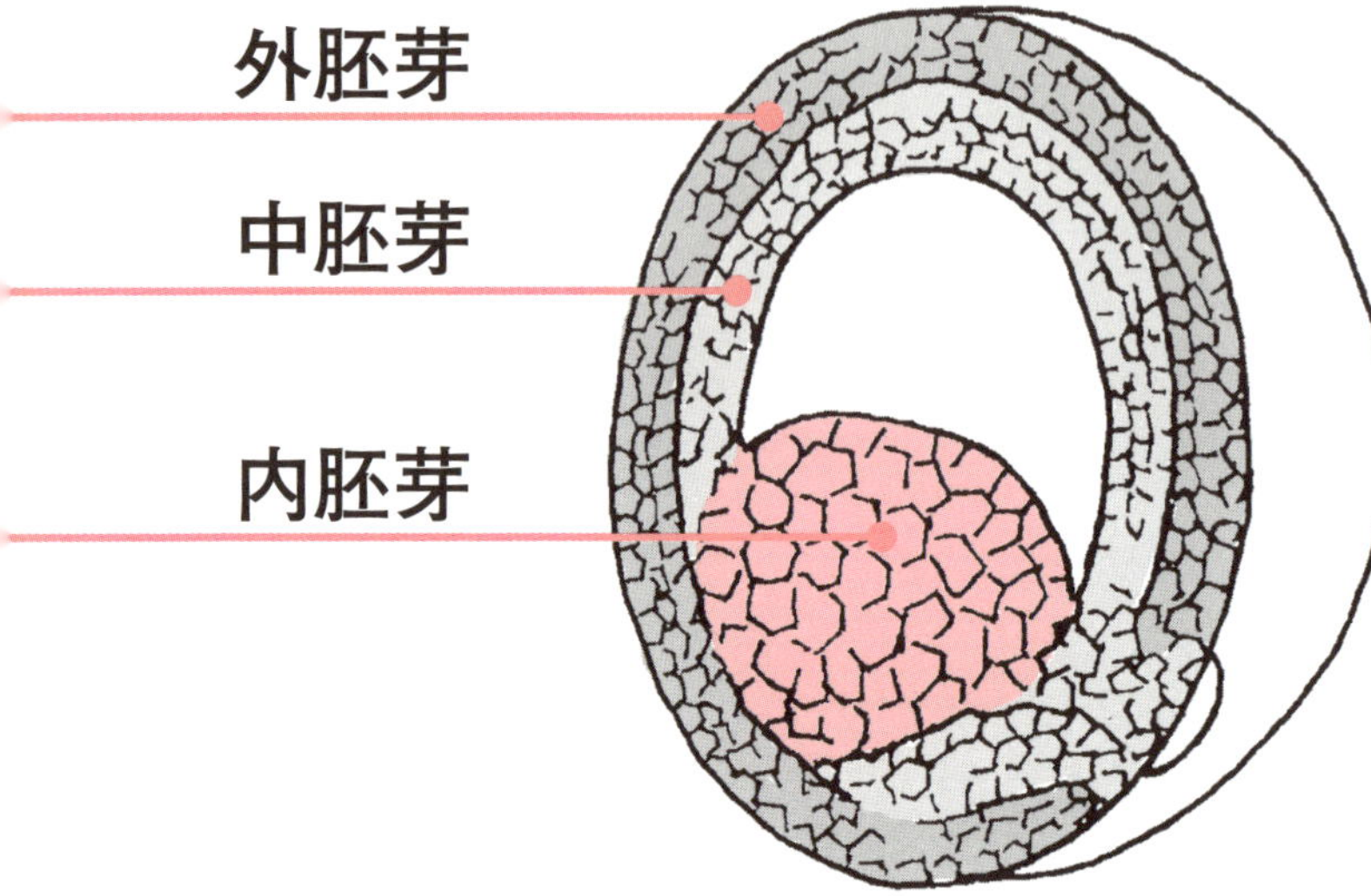

この本では、「体」のなかでも「肌（皮膚）」が主役となっています。皮膚は私たちの体の表面を覆っていますが、肌荒れやケガなど皮膚にトラブルがない限りは、普段はあまり意識することがないかもしれませんね。しかし、「皮膚は第二の脳」といわれているくらい、実はすごい存在なのです。

それは私たちの体のつくられ方を見るとわかります。ヒトの受精卵は、細胞分裂を繰り返して体を形づくっていきますが、この過程で内胚葉《ないはいよう》、中《ちゅう》胚葉《はいよう》、外胚葉《がいはいよう》という3層に分かれます。内胚葉は体の一番内側に位置する内臓、中胚葉は骨や筋肉へと変化していきます。そして外胚葉は皮膚と脳に変化していくのです。つまり、皮膚と脳はもともと同じものだったというわけです。

ちなみに、脳がない生き物はいますが、皮膚が

【皮膚と脳のおおもとは同じ】

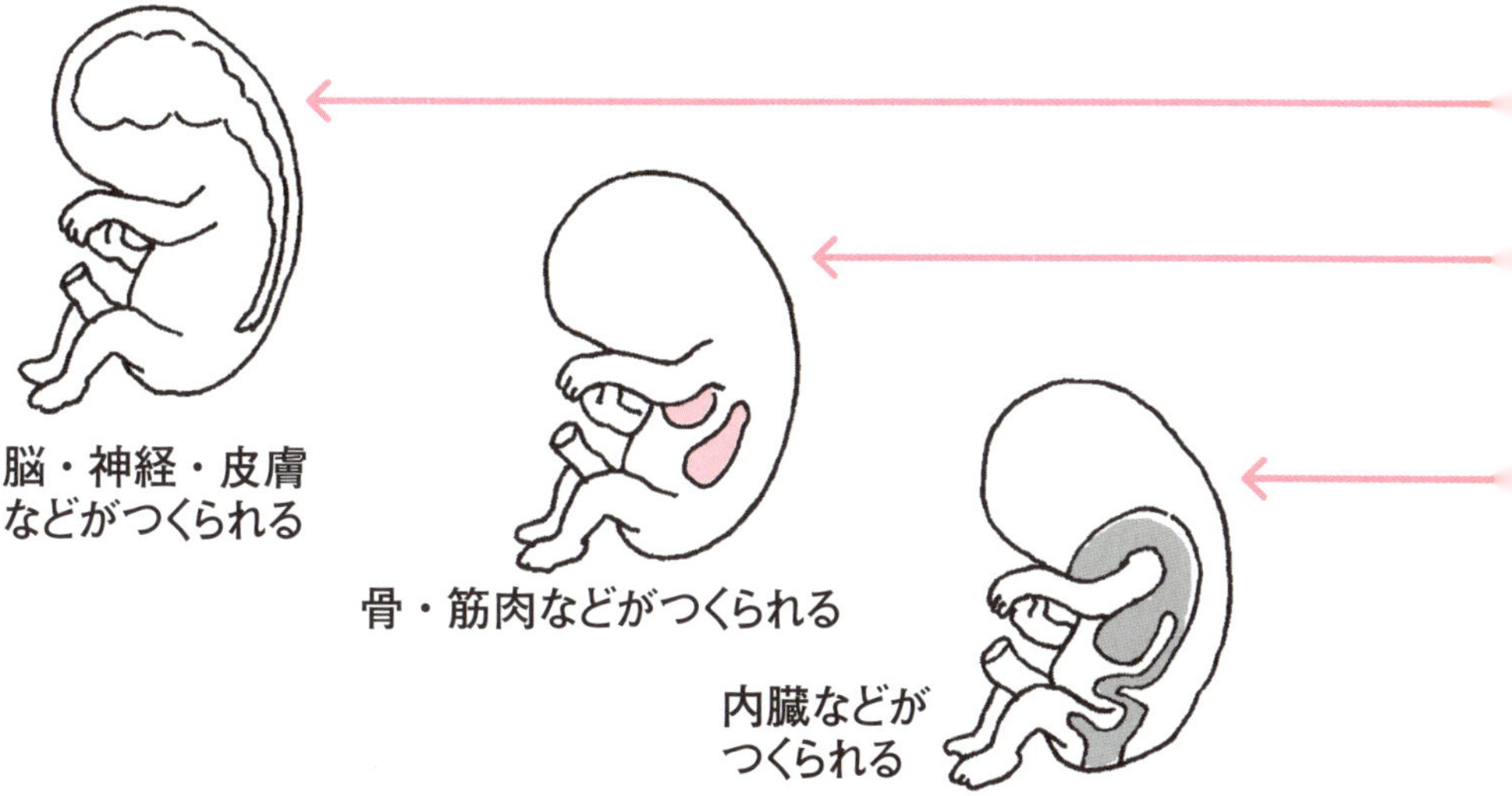
脳・神経・皮膚
などがつくられる
骨・筋肉などがつくられる
内臓などが
つくられる

ない生き物はいません。たとえば田んぼや沼や池に住む単細胞生物であるゾウリムシは、脳もなければ、目も耳も口もありません。では、どのように移動しているのかというと、細胞表面に約2万本ある繊毛《せんもう》を動かして泳いでいるのです。このとき、石などの障害物に触れると、ゾウリムシは細胞の表面にある繊毛を動かして、方向を変えます。こうして自らの命を守ることで、10億年も生き延びてきたのです。

単細胞生物にとっては、外界に接する細胞膜が皮膚といえます。つまり、皮膚が外界の情報を得ることで、どのように行動すればいいかを判断しているのです。

このように、皮膚は脳と同様、さまざまな情報を判断し、処理していく機能を持っています。また、皮膚は脳に比べてその面積も多いため、多くの情報を得ることができます。

皮膚はとても「頭がいい」といえるでしょう。

五感の土台には皮膚がある

私たちが持っている感覚器のことをまとめて「五感」とよくいわれます。触覚・視覚・聴覚・嗅覚・味覚の5つですが、実はこれらの関係は並列ではありません。五感のベースとなるもっとも原始的な感覚は触覚なのです。先ほど例に挙げたゾウリムシには目も耳も鼻もありませんが、皮膚だけはあります。進化の過程で皮膚の一部が目や耳に分化していったと考えられます。

実際、生まれたばかりの赤ちゃんの視力は低いですが、触覚に一番反応することがわかっています。そうして成長とともに、視覚をはじめとするほかの感覚が発達していくのです。解剖学者の三木《みき》成夫《しげお》氏は、「乳幼児の頃に舌や唇で舐めることが知覚の基礎をつくる」と述べています。赤ちゃんが何でも舐めるのは、ものに触れ、認識するためです。そうして確かめることで、その感覚を脳に情報として伝えているのです。

また、発達障害の子どもの教育に、「感覚統合」という考え方があります。感覚には、先に述べた五感のほかに、基礎感覚である触覚・平衡感覚・固有感覚の3つがあります。つまり、触覚はどちらにも重なっているのです。ちなみに、基礎感覚は自覚しにくい感覚なのですが、五感の基礎となる、非常に重要なものです。これらの感覚をしっかりさせることで、運動や学習といったことができるようになっていきます。このことからも、五感のひとつであり基礎感覚のひとつでもある触覚は、脳の発達にとても重要であることがわかるでしょう。

【子どもの感覚・運動能力が発達するプロセス】

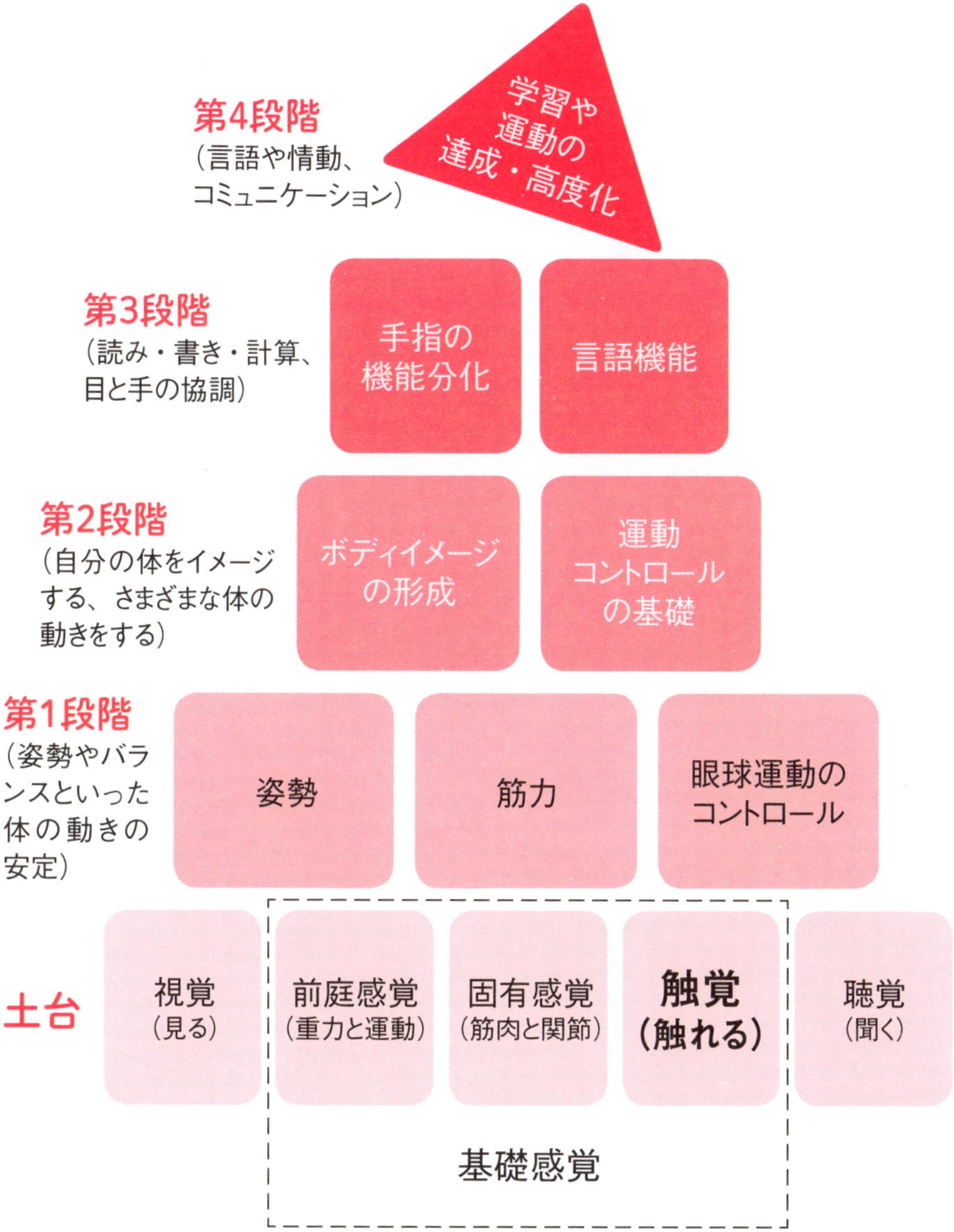

タッチが心に効く理由①　C触覚線維……「心地よさ」は速さがポイント

皮膚と心はつながっています。そして皮膚に触れること、つまりタッチには、心をポジティブに変化させる力があります。その理由は2つあります。

1つは皮膚にある触覚の受容器である「C触覚線維」です。皮膚から脳へは神経を介して情報が伝わりますが、皮膚にある神経線維のうち、C触覚線維はゆっくり動く刺激にのみ反応します。具体的には、1秒間に5㎝程度のスピードで触れたとき、もっとも活性化することがわかっています。

この1秒間に5㎝というのは、ちょうど赤ちゃんがリラックスするように背中をさすったり、人に優しくマッサージするときくらいのスピードです。考えてみたら、相手を気持ちよくさせたいときには、自然にこのくらいの速さでなでていると思いませんか。

C触覚線維を活性化するもう1つのポイントは、やわらかさです。メッシュ素材のようなゴワゴワしたものより、ベルベットのようなやわらかいものに一番反応します。

では、C触覚線維はどこにあるかというと、毛の生えている部分。ちなみに、C触覚線維はヒトだけでなく、ほとんどの哺乳類にあります。

人間の場合、特に多いのは顔と腕です。一方、手のひらと足の裏は毛が生えていないことからもわかるように、C触覚線維はありません。

【皮膚にあるC触覚線維】

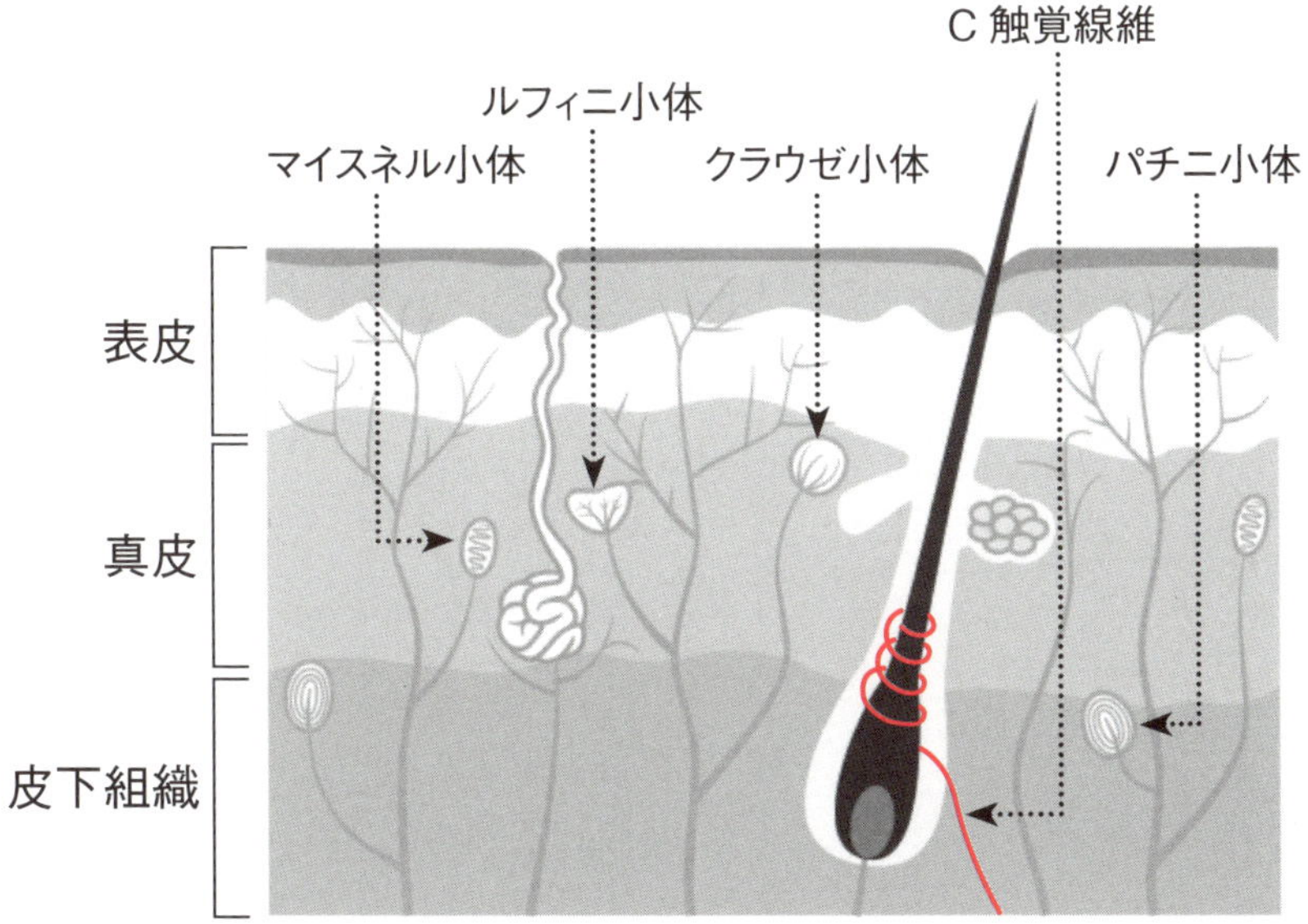

【C触覚線維の多い場所】

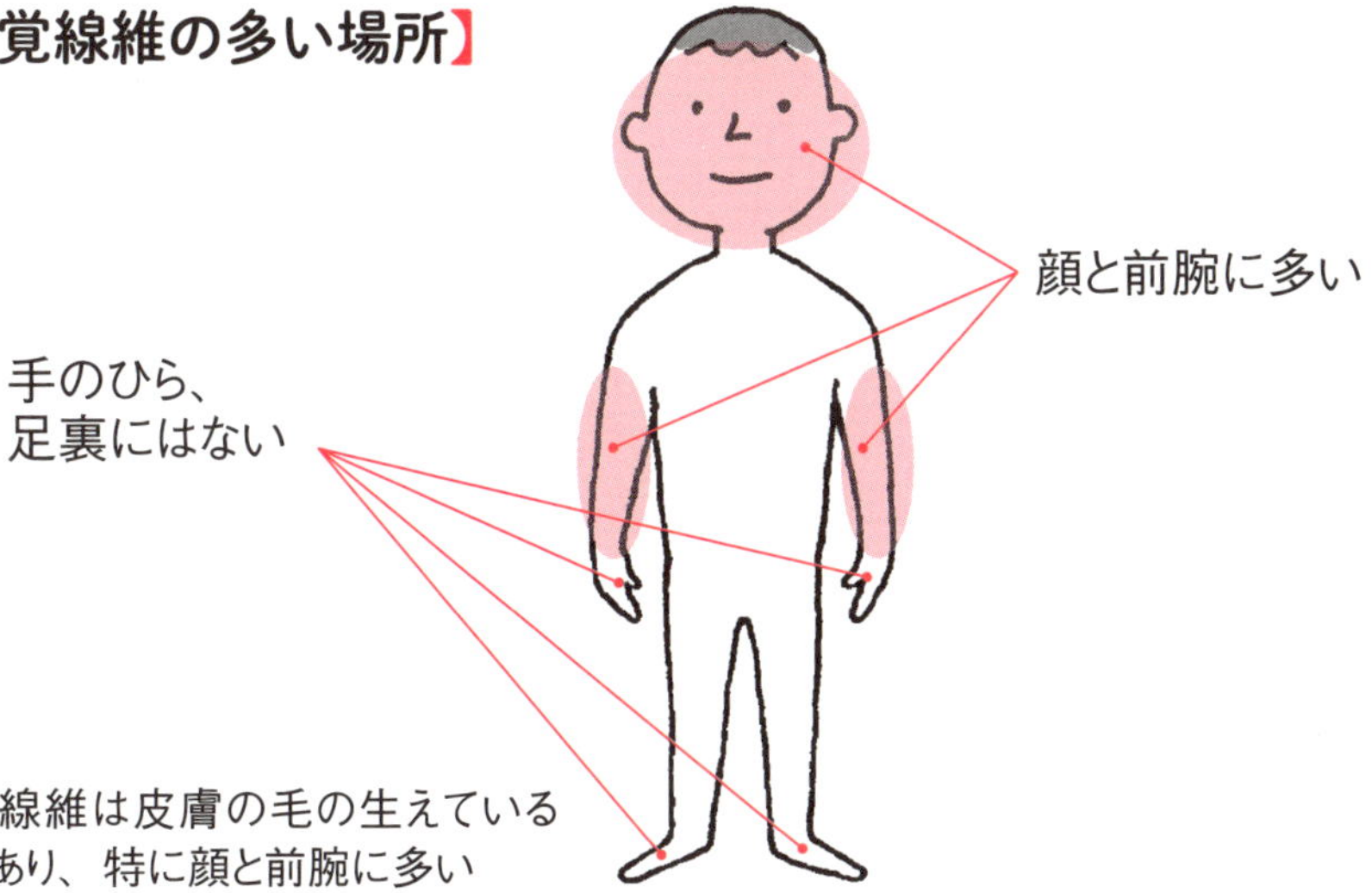

C触覚線維は皮膚の毛の生えている
部分にあり、特に顔と前腕に多い

タッチが心に効く理由①　C触覚線維……同時にストレスも消えていく

では、C触覚線維が活性化すると、どのような変化が起こってくるのでしょうか。

C触覚線維の情報は、脳の島皮質《とうひしつ》という部位や、自律神経の中枢である視床下部《ししょうかぶ》に届きます。島皮質は情動や自己意識とかかわっており、「心地いい」という快の情動はここから生まれます。また、C触覚線維の活性化により、脳内セロトニン神経も活性化することがわかっています。セロトニンはうつ病の発症とかかわっていることが知られていますが、ゆっくりとしたマッサージには不安や抑うつをやわらげる効果があるのです。

自律神経との関係では、交感神経と副交感神経という2つの神経のバランスをとってくれます。交感神経はストレスがあると優位になり、副交感神経はリラックスすると優位になりますが、現代人はストレスが多く交感神経が優位になっている人が多くいます。C触覚線維が活性化することで、副交感神経が優位になり、リラックスモードにしてくれるのです。

これはマウスの実験ですが、マウスをつついたりしてストレスを与えたあと、ブラシで毛をなでるグループとなでないグループに分けてストレス状態を調べました。すると、毛をなでたほう、つまりはC触覚線維を活性化させたほうが、ストレスホルモンであるコルチゾールの分泌が少なく、ストレスの影響が少なくなっていました。触覚刺激には、ストレス反応を初期の段階でブロックするという、ストレスを消す働きがあるのです。

【脳のおもな部位と働き】

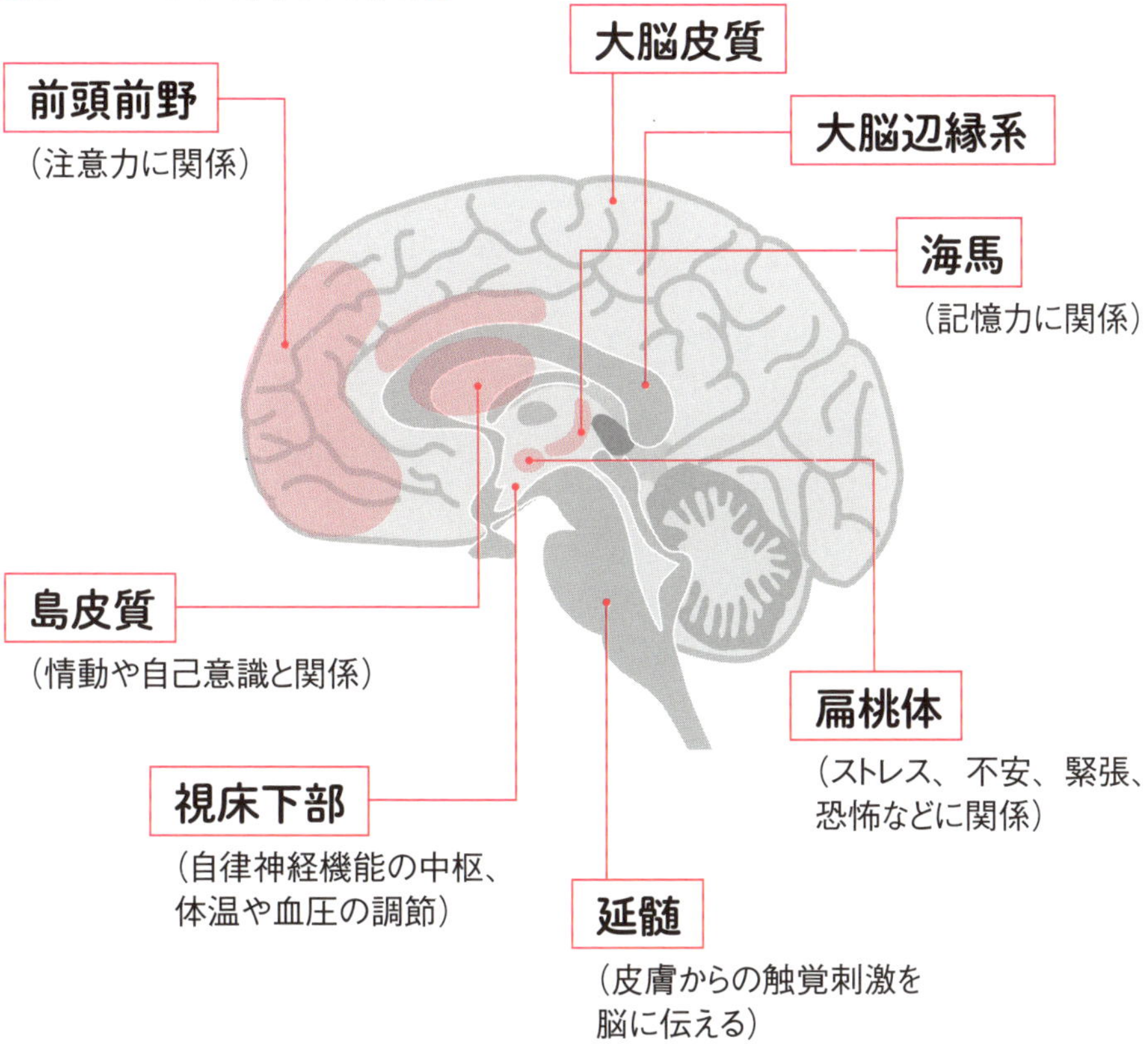
大脳皮質
前頭前野
（注意力に関係）
大脳辺縁系
海馬
（記憶力に関係）
島皮質
（情動や自己意識と関係）
扁桃体
（ストレス、不安、緊張、
恐怖などに関係）
視床下部
（自律神経機能の中枢、
体温や血圧の調節）
延髄
（皮膚からの触覚刺激を
脳に伝える）

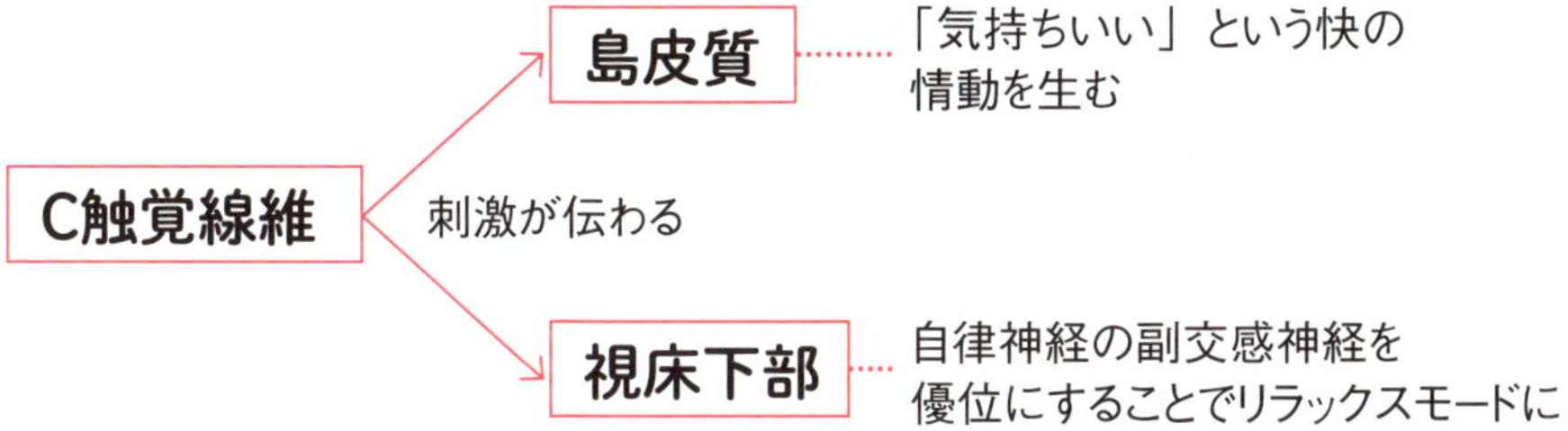
C触覚線維
刺激が伝わる
島皮質
「気持ちいい」という快の
情動を生む
視床下部
自律神経の副交感神経を
優位にすることでリラックスモードに

タッチが心に効く理由②

オキシトシン……「絆ホルモン」のすごい効果

皮膚に触れることが心をポジティブにするもう1つの理由は、「オキシトシン」です。

オキシトシンは脳の視床下部から分泌されるのですが、もともとは分娩時に子宮を収縮させたり、授乳時に乳汁分泌を促したりする働きを持つ、女性特有のホルモンとして知られていました。しかし近年、親子の絆を深めたり、信頼や愛情などをはぐくむといった、子育てや人間関係で重要な役割をしていることがわかってきました。もちろん、男女を問わず、です。

オキシトシンの点鼻薬を使った、こんな実験があります（＊）。大学生たちを、オキシトシンを噴霧するグループと、何の効果もない偽薬を噴霧するグループに分け、「投資ゲーム」をしてもらいました。「投資家」は自分のお金を「信託人」に預け、儲けが出たら還元してもらいます。

その結果わかったことは、オキシトシンの噴霧により、人への信頼度が高まったことでした。オキシトシンを噴霧したほうは、もっとも高い投資額を信託人に預けた人が多い一方で、偽薬を噴霧したほうはもっとも低い投資額を信託人に預けた人が多かったのです。このような働きがあることから、オキシトシンは別名「絆ホルモン」とも呼ばれるようになりました。

ちなみに、この実験ではオキシトシンの点鼻薬を使用していますが、実はオキシトシンを分泌させる、簡単な方法があります。それこそが触れること、つまりスキンシップなのです。

（＊チューリッヒ大学のミヒャエル・コズフェルトらの研究）

【オキシトシンで相手への信頼感がアップ】

・オキシトシンあり

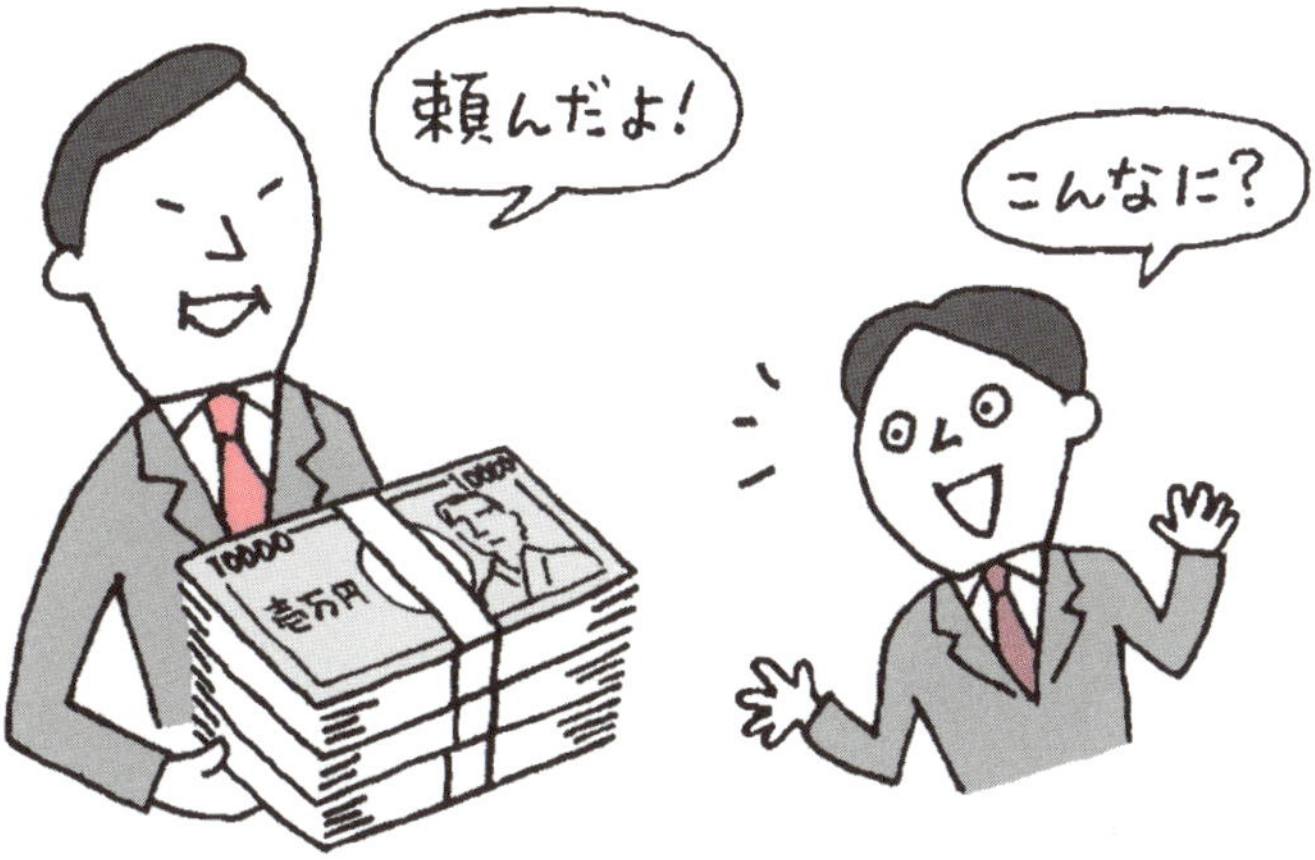

・オキシトシンなし

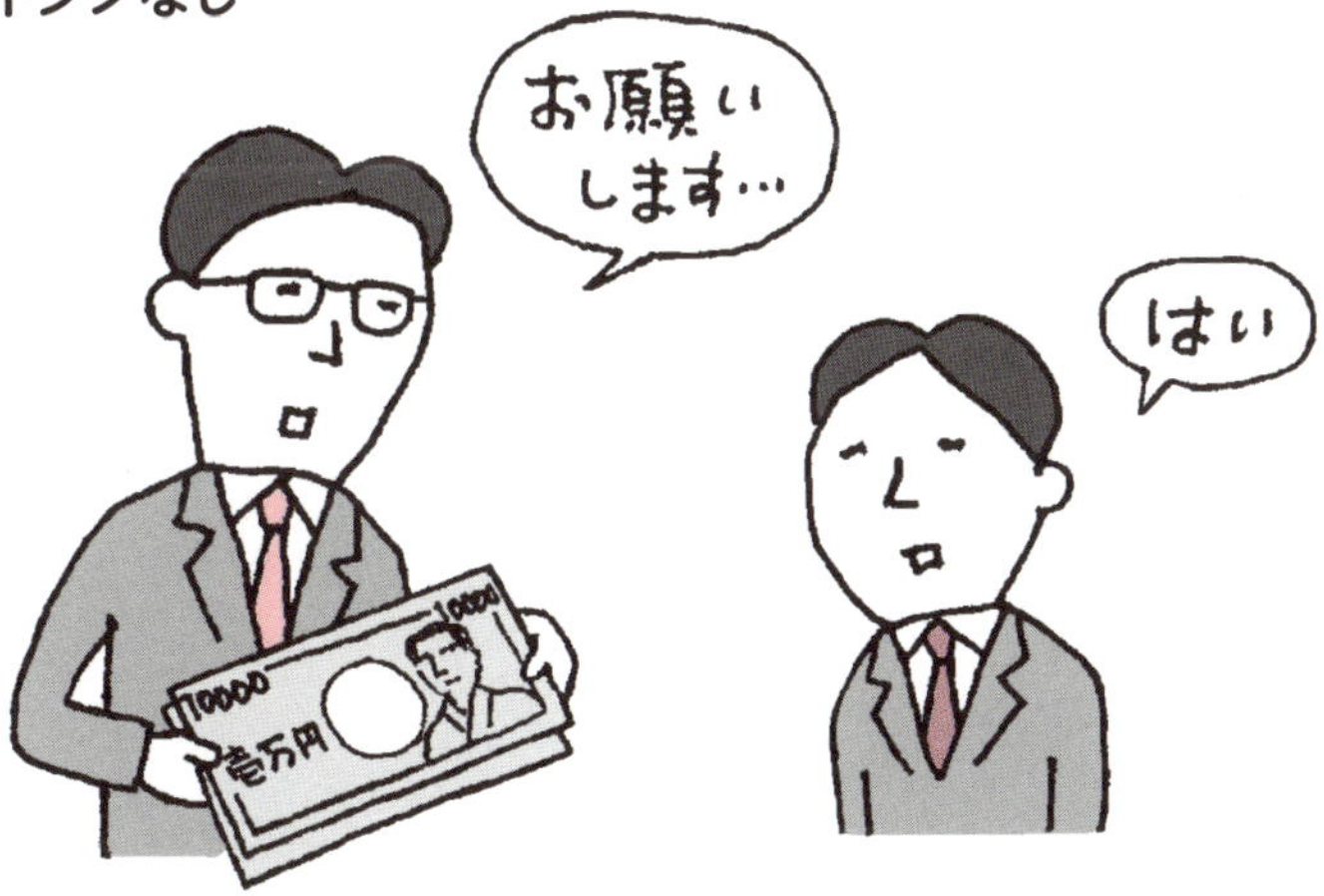

オキシトシンの点鼻薬を噴霧した人のほうが、相手を信頼し、多くのお金を預けた

【いいことたくさん！　心と体に効くオキシトシンの効果】

出産・子育て

● 子宮収縮作用
出産の際に子宮を収縮させ、分娩を促す

● 母乳の分泌
乳線の筋線維を収縮させることで、射乳を促す

● 子どもの成長を促す
タッチセラピーをした赤ちゃんは、体重が増えるというデータがある

● 穏やかな性格になる
乳児期にスキンシップが多いと、攻撃性が低く、情緒が安定した子に育つ

● 学習や記憶力の向上
家庭でのスキンシップが多い子は、知能指数が高いことがわかっている

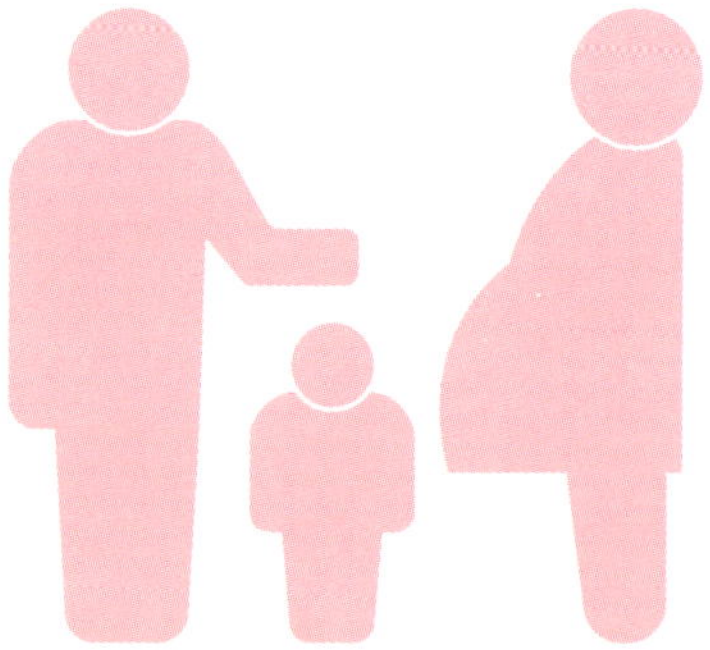

心への作用

● ストレスを消す

血圧が下がり、ストレスホルモンも減少することがわかっている

● 信頼感が高まる

相手に対して優しい気持ちを持つようになり、コミュニケーションを円滑にする

● 愛情が深まる

夫婦や親子で触れ合うことで、愛情が深まるため、
別名「絆ホルモン」とも呼ばれる

体への作用

● 痛みをやわらげる

鎮痛効果のほかに、傷の治りを早める効果もある

● 入眠作用

自律神経のバランスが整うことにより、リラックスし、
眠りを促す

● アンチエイジング

老化した細胞を若返らせる

タッチが心に効く理由②

オキシトシン……5分程度の触れ合いでOK

オキシトシンを分泌させるスキンシップには、いくつかコツがあります。

通常の場合、手を握る、肩に手を置くといった触れ合いや、マッサージなどのスキンシップを少なくとも5分ほどおこなうことで、オキシトシンは分泌されます。オキシトシンは、触れるのをやめてからも1時間程度分泌が続くことがわかっています。

しかし、普段からスキンシップが少ない人は、オキシトシンがあまり分泌されません。たとえば、あまりスキンシップをする習慣がないカップルが突然スキンシップを増やしても、いきなりオキシトシンが増えるわけではないのです。

また子どもの頃、母親とのスキンシップが少なかったり虐待を受けたりした子どもは、オキシトシン細胞が増えず、オキシトシンの分泌が少なくなっています。でも大丈夫。成長してからでも、触れる機会を増やしていくことで、オキシトシンの分泌を増やすことは可能です。その場合、5分程度の触れ合いを1日数回繰り返すのがおすすめです。

もう1つ、「誰に触れられるか」というのも重要なポイントです。なぜなら、オキシトシンは信頼感や愛情とかかわっているからです。信頼できない人に触れられた場合は、オキシトシンも分泌されないどころか、かえってストレスになってしまいます。

単に触れるのではなく、相手を尊重する気持ちを持ちながら触れることが大切なのです。

【オキシトシンを分泌するコツ】

- 触れ合う時間は5分くらいでもOK
- 手を握る、肩に手を置くといった軽いスキンシップで大丈夫
- マッサージを受ける・するのもおすすめ
- 触れ合う相手に対し「信頼感」があることが大切
- 会話や目線を合わせるなど、直接触れなくてもよい
- 人のためを思って行動することでも分泌される

（プレゼントをする、ボランティア活動をおこなうなど）

- 五感に「快」の刺激を与えるのも有効

（おいしいものを食べる、いい香りを嗅ぐ、好きな音楽を聴くなど）

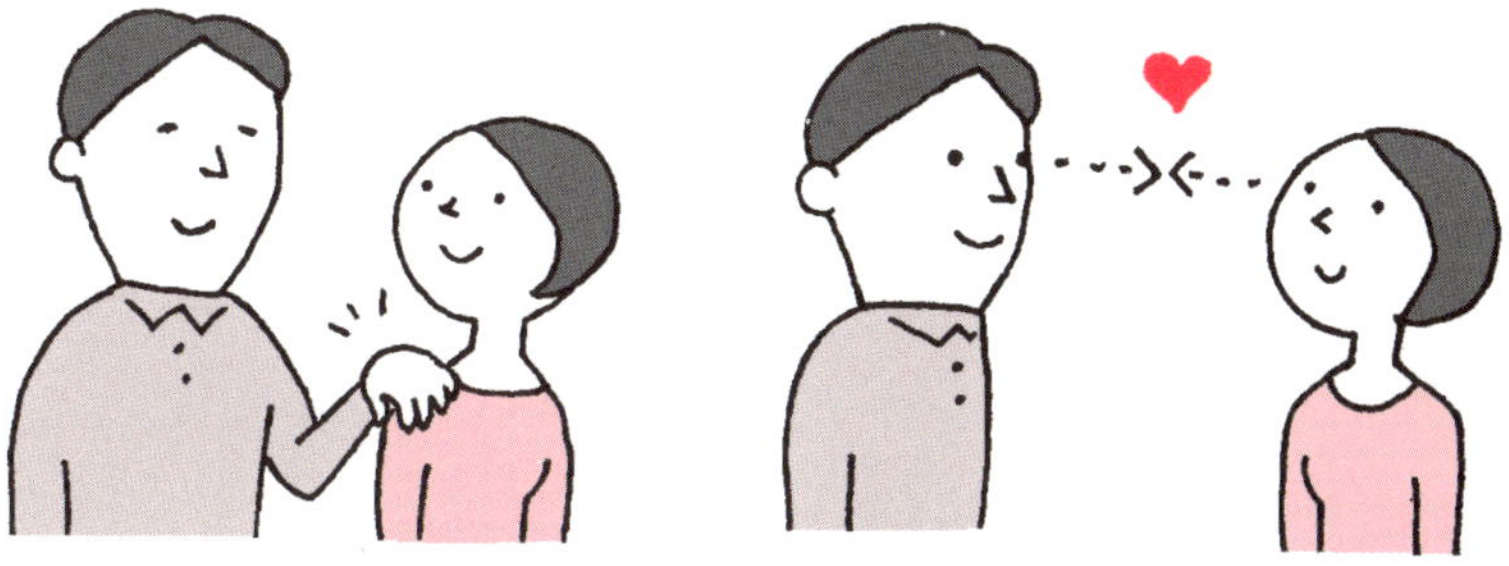

体から心を変える「身体心理学」

皮膚と心のつながりについてお話ししてきましたが、このように体とのつながりから心をとらえるのが、私が専門とする「身体心理学」です。身体心理学では、皮膚に限らず、体のさまざまな部分が心に影響を与えるとしています。特に、筋肉は自分の意思で動かすことができるため、意志力と関係します。

たとえば怒りを感じているときは、無意識のうちに筋肉に力を入れて体をこわばらせていませんか。反対にリラックスしているときは、力が抜けて筋肉もゆるんでいます。これは感情が筋肉の動きをコントロールしているのではなく、筋肉の動きが感情をつくっている、ともいえます。

姿勢や表情、呼吸などは筋肉の働きがかかわっています。ということは、日常生活における体の動かし方、使い方を工夫することで、感情コントロールに役立てることができるのです。

そこでこの本では、皮膚に加えて筋肉にアプローチする方法についても、紹介していきたいと思います。

現代人は、仕事や勉強、子育てでも、「頭」で考えて行動しようとしがちですが、そればかりではうまくいきません。皮膚や筋肉といった「体」に意識を向けることで、ストレスを解消したり心をポジティブにする方法も、ぜひ取り入れていただければと思います。

【「体」を使うほうが近道のこともある】

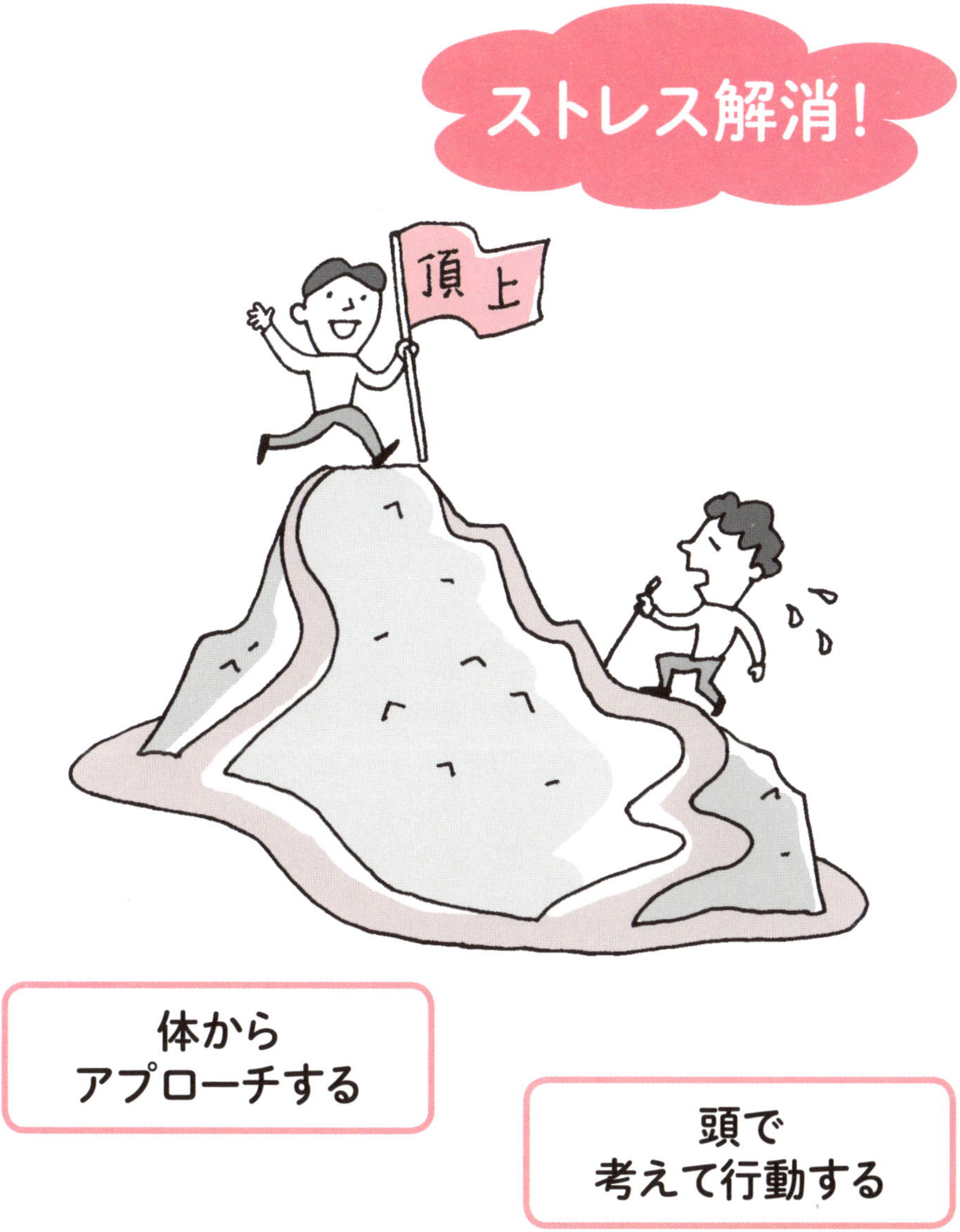

COLUMN

医療、介護、子育てで取り入れられている「タッチの力」

医療や介護の現場では、「触れる」ことの効果に注目し、さまざまなタッチケアが活用されています。ここでは、代表的なものを紹介しましょう。

〈医療・介護〉

●ユマニチュード

「ケアをする人とは何か」「人間とは何か」という基本命題を根底に置き、知覚・感覚・言語によるコミュニケーションを軸とした、フランス生まれの認知症ケア技法です。

その技法には150以上あり、たとえば相手の腕に触れて体を起こそうとするときは、腕を上からつかむのではなく、下から支えるようにして触れます。もちろん、触れる前にも十分なコミュニケーションをとってから触れます。

このように、相手を人として尊重することを重視しているのが特徴です。

●タクティールケア

スウェーデンで生まれたマッサージ技法で、認知症の高齢者の徘徊《はいかい》や興奮などの周辺症状を抑えるのに有効だといわれています。手と背中をゆっくりとした速度でマッサージしていくことで、ケアを受けた人は、落ち着きを取り戻していきます。

また、認知症の患者さんは体の感覚も鈍感になっています。たとえば背中をマッサージされることで、「自分の背中がどこまでなのか」という感覚を取り戻すことができるというメリットもあります。

●セラピューティック・ケア

英国赤十字社が開発した手技で、もともとは病気で入院中の女性にメーキャップなどをすることで回復の助けになるというアイデアから生まれました。そこから発展して、今は病院やホスピス、老人ホーム、身体障害者施設などに、ハンドケアとして広がっています。日本では秋吉美千代氏によって紹介されました。

肩や背中、ふくらはぎといった筋肉のなかでも緊張する部分をなでたりマッサージしたりすることで、循環機能を高めるとともに、患者さんのストレスを軽減するアプローチをおこなっています。


〈子育て〉

●ベビーマッサージ

親子のスキンシップのひとつであるベビーマッサージは近年とても人気があり、日本全国にさまざまな団体があります。

この本のなかでも、赤ちゃんに触れることのさまざまなメリットを解説していますが、実は赤ちゃんの心身への効果だけでなく、母親の心のケアにも大いに役立ちます。触れることによってオキシトシンが分泌されることで、赤ちゃんへの愛情が増すと同時に安らぎや幸福感も得られるため、産後のうつや育児放棄を防ぐことにもつながります。

このように、たくさんのタッチケアがありますが、実際に医療や介護の現場で取り入れているところは、それほど多くないというのが現状です。患者さんの体の状態を把握するにも、今は直接手で脈をとることはほとんどなく、触れる機会が少なくなっているのです。

一方アメリカの病院では、緩和ケアの一環としてタッチケアを取り入れるところも増えています。日本でも痛みの軽減や患者さんのＱＯＬ（人生の質）の向上のために、積極的に導入されることを願っています。

また、ストレスや緊張をほぐすという心への効果に注目し、東日本大震災では避難所でもタッチケアが取り入れられました。皮膚への刺激によって自律神経のバランスが整い、リラックス効果も得られるため、不眠やストレス軽減に役立ったとの報告があります。

触れることは、心と体の健康にも役立つのです。

LESSON 1

脳からストレスが消える「肌セラピー」

「肌」から心を整える

やわらかい肌着がストレスを減らす

この章では、日常生活のなかで実践できる、さまざまな「肌セラピー」を紹介していきましょう。

私たちは常に皮膚から、ものに触れたときの感覚や温度といったさまざまな情報を得ています。それが私たちの思っている以上に、物事の認識や感情に大きな影響を与えていることは、これまでお話ししてきた通りです。

ということは、普段どんなものに触れるかということが重要になってきます。

一番皮膚に近いものは、肌着ではないでしょうか。とはいえ、身に着けたときは「やわらかい」「硬い」と感じても、着ているうちにあまり意識しなくなります。

これは、触覚の受容器に、順応しやすい刺激と順応しにくい刺激があるためです。肌着のような軽く触れるような刺激は順応性が高く、すぐに慣れてしまうのです。

しかしその感覚は無意識のうちに皮膚を通して脳に伝わり、感情にも影響します。常にイライラしている人は、もしかすると肌着の不快感が原因かもしれません。

若い女性にゴワゴワした肌着とやわらかい肌着を2日間着用してもらい、唾液と尿を採取して分析した実験があります（＊）。その結果、ゴワゴワした肌着を着たほうは、コルチゾールというストレスホルモンの分泌量が多く、ストレスが増加していることがわかりました。同時

【下着の肌触りとストレスの関係】

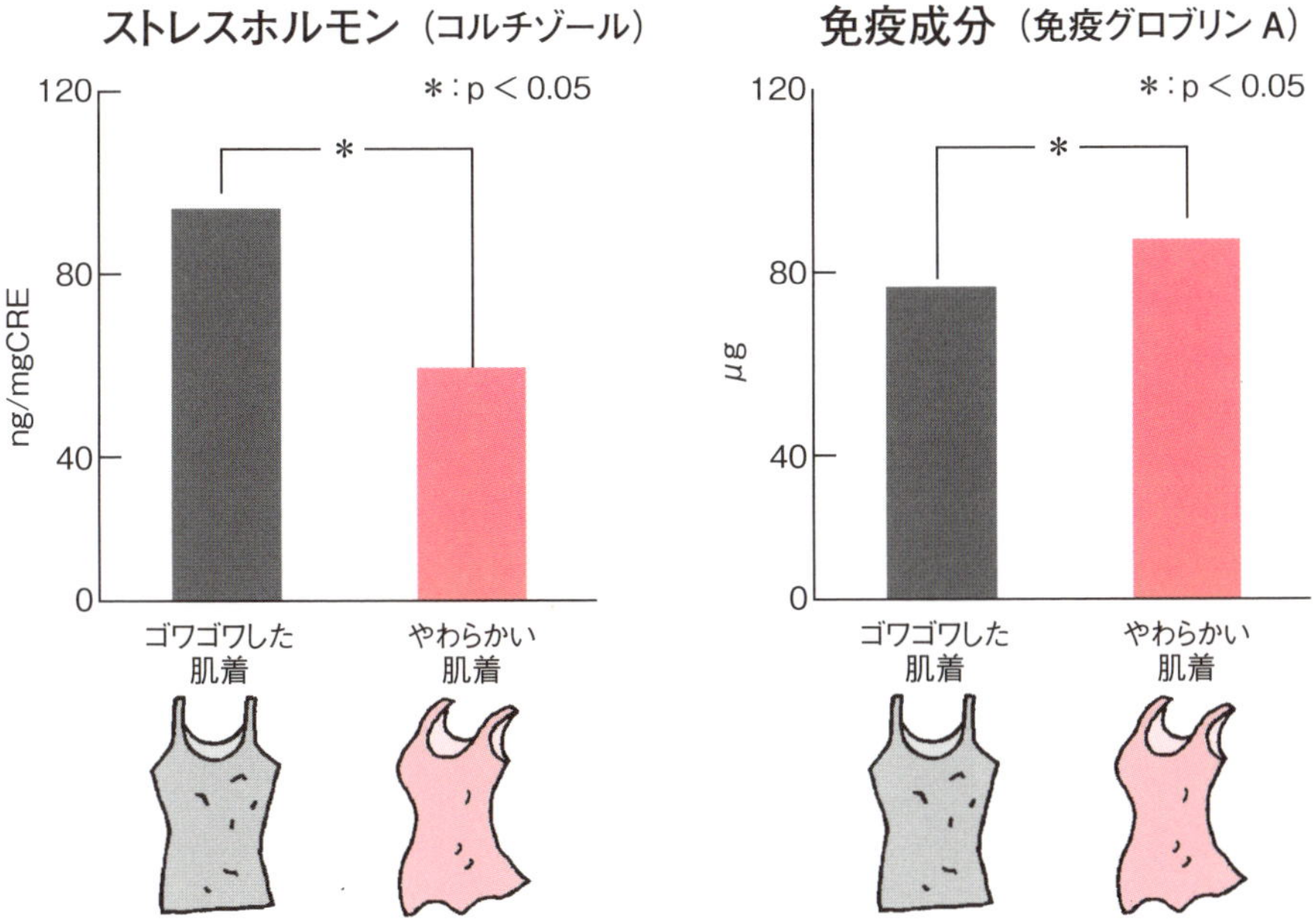

（衣類によるスキンケアの背景と現実，MB Derma，50，20-25，2001）

に、免疫グロブリンAという免疫成分は減っていました。

このことから、ゴワゴワした硬い肌着はストレスを増加させるとともに、病気に対する抵抗力も低下させることがわかります。また、コルチゾールは成長ホルモンの分泌を抑えてしまうため、特に子どもの場合、硬い肌着を着ていると、成長に悪影響を与える可能性があります。

さらに、硬い肌着を着ると体温調節がうまくいかなくなったり、集中力が低下するともいわれています。

長時間皮膚に触れるという意味では、枕や布団といった寝具も大切です。肌触りのよくないものは睡眠の質にも影響を与えてしまいますので、質のいいものを選びたいものです。

（※九州大学の綿貫茂喜教授の研究）

スキンシップでストレスが軽くなる

親しい人と触れることには、ストレスを軽くする効果があります。ストレスとスキンシップの関係を調べた実験を紹介しましょう。

アメリカのウィスコンシン大学のレズリー・セルツァーが7～12歳の少女61人に、聴衆を前にスピーチをしてもらうというストレスを与えました。そして少女たちを、

・スピーチ前に控え室に母親を呼び、抱きしめるなどのスキンシップをして激励してもらうグループ
・スピーチ前に母親と電話で話し、聴覚の刺激によって激励してもらうグループ
・差し障りのない映画を観てもらうなどして、母親からの接触や激励は何もないグループ

の3つに分け、スピーチ後にコルチゾール（ストレスホルモン）とオキシトシンの値を測定したのです。

結果は、どのグループもスピーチのストレスからコルチゾールが急激に増加していました。

しかし、母親からのスキンシップがあったグループはオキシトシンの分泌量がもっとも多く、コルチゾールの値も30分後には正常値に戻ったのです。

次にオキシトシンの分泌量が多かったのは電話で激励されたグループで、何もしなかったグループはオキシトシンの分泌は見られず、コルチゾールの値は1時間後でも正常値より高い状

【スキンシップがストレスを消す】

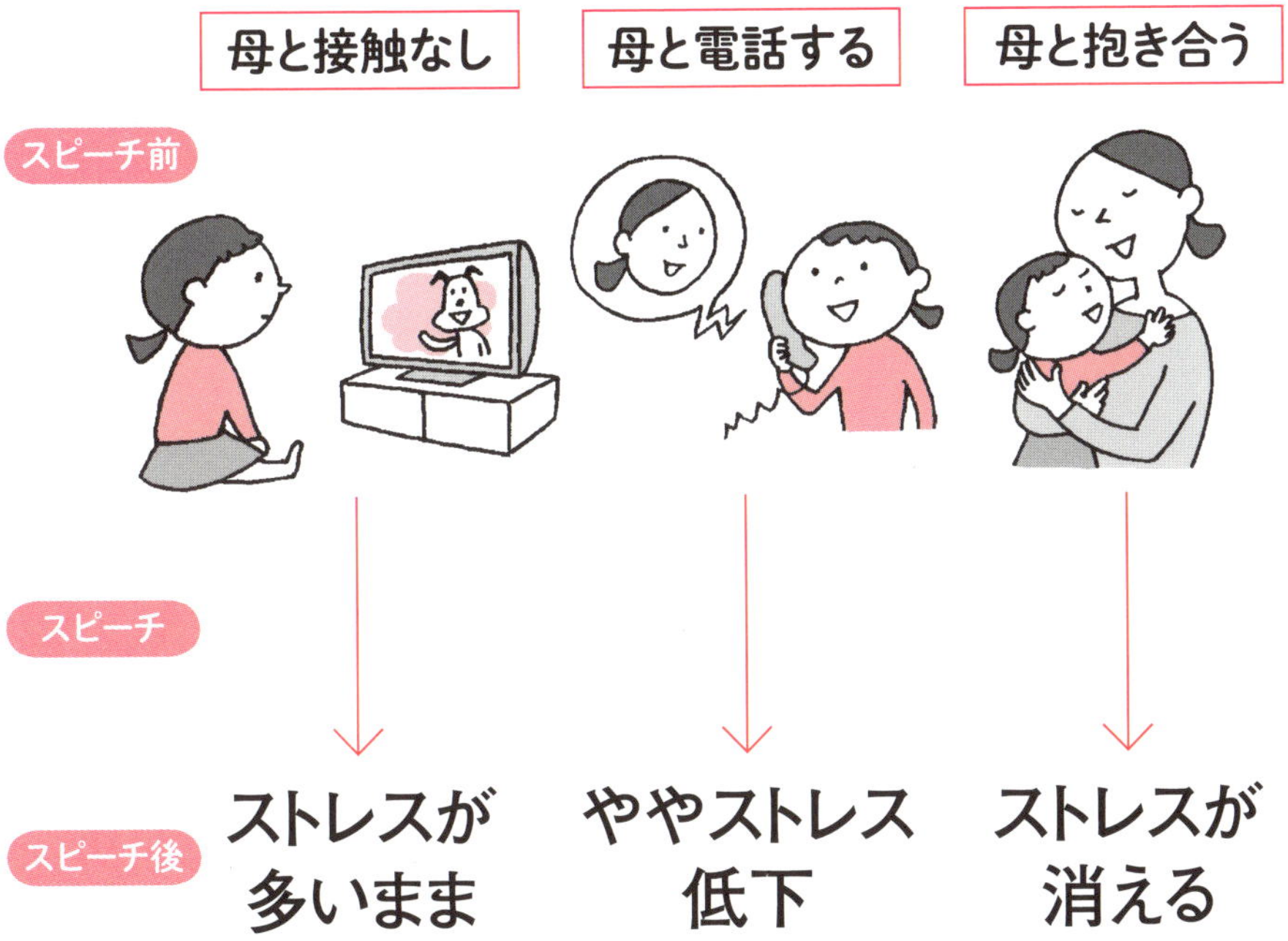
母と接触なし
母と電話する
母と抱き合う
スピーチ前
スピーチ
スピーチ後
ストレスが多いまま
ややストレス低下
ストレスが消える

態が続きました。

オキシトシンはスキンシップ開始から5分くらいで分泌しはじめますが、血圧を下げたり、ストレスホルモンを減らしたり、リラックスする効果があります。

この実験結果からもわかるように、母親、つまり信頼感や愛情のある人とのスキンシップには、ストレスを軽減させる効果があるのです。

日常生活におけるさまざまなストレスを避けることは困難ですが、このように受けたストレスを軽くすることは可能です。

タッチの力を味方につければ、ストレスに強い心に変われるのです。

心を整える「触れ方」があった！

皮膚で心を整えるうえで、絶大な効果を発揮するのが、なんといってもマッサージです。プロローグでもお話ししたように、皮膚に触れることでC触覚線維やオキシトシンに働きかけることができるからです。

しかし考えてみたら、私たちは「触れる」ということについて、これまできちんと教わったことは、ほとんどないのではないでしょうか。

体に触れることが仕事の医療や介護、美容関係の仕事をしている人でさえ、相手に不快感を与えない触れ方などはほとんど教わっていません。それ以外の人も、仕事や家庭で「触れ方」を意識することはまずないでしょう。子育てでは母親学級などもありますが、赤ちゃんを育てるうえで必要なことを伝えるのが中心で、愛情表現としての触れ方については教えられていないように思います。よかれと思って触れても、不快に感じる触れ方だとしたら、かえってストレスを感じて逆効果になってしまうかもしれません。

そこでまずは、心を整えるのに役立つ「肌セラピー」の4つの触れ方のコツを解説します。このポイントを押さえておけば、短い時間でも深いリラックス効果を得ることができるようになります。自分で触れるセルフマッサージはもちろん、人に触れるペアマッサージでも、この基本を押さえておきましょう。

【「肌セラピー」の触れ方には4つのコツがある】

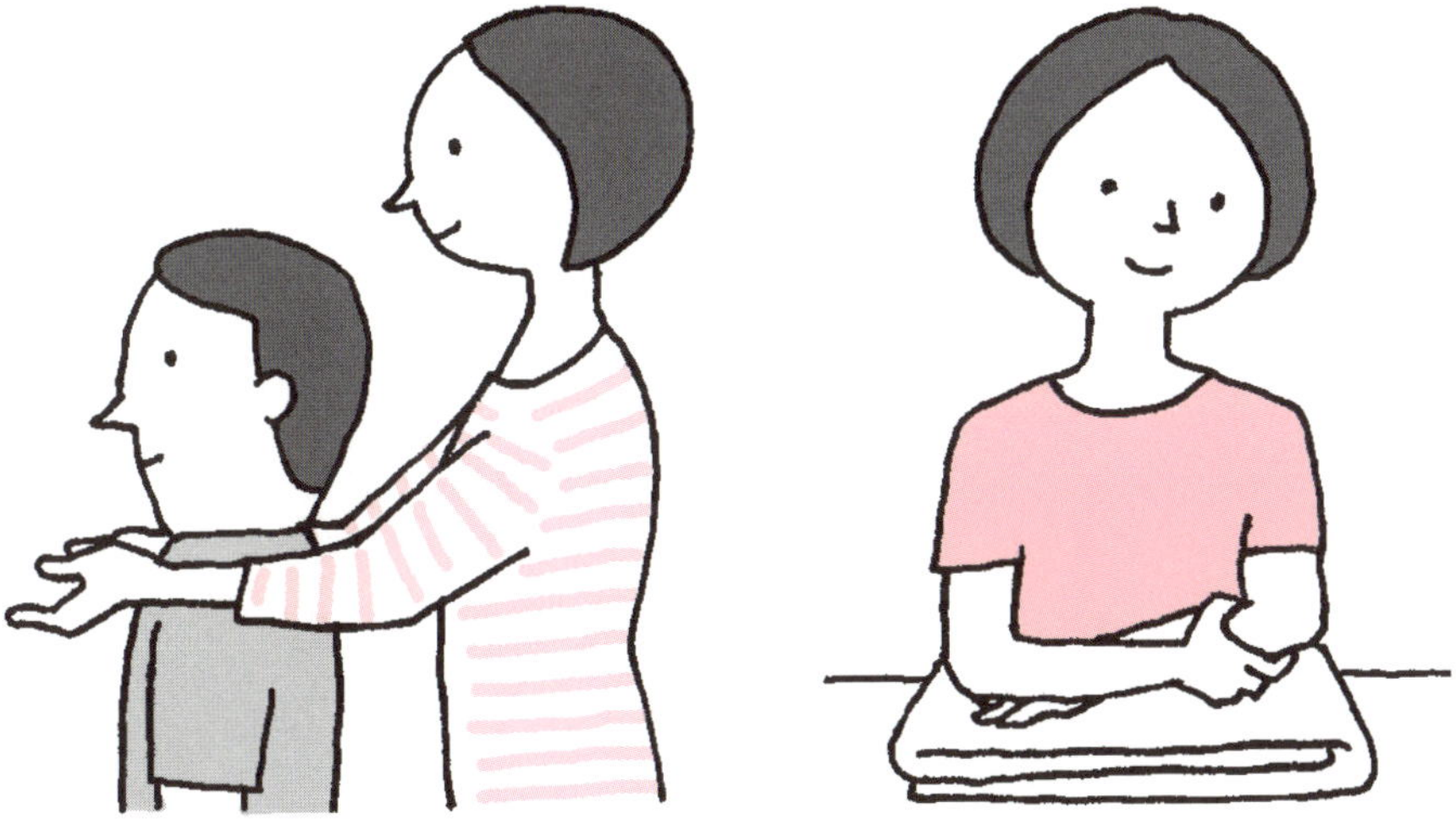

1 速度
一番リラックス効果が得られるのは、1秒間に5㎝程度のゆっくりとした速度

2 手の使い方
手のひら全体を使い、触れはじめと触れ終わりは手を斜めにする

3 圧のかけ方
皮膚の表面をさするよりも、やや圧をかけて触れるほうがリラックスする

4 温度
人肌くらいの温かさがベスト。冷たい手で触るとかえって覚醒してしまう

「肌セラピー」の触れ方コツ① 速度は1秒間に5㎝程度

第1のポイントは触れるスピードです。これはC触覚線維とかかわっています。

C触覚線維は1秒に5㎝前後の速さで触れたときもっとも活性化し、呼吸や血圧など生きるために必要な部分を司《つかさど》る脳幹や、感情にかかわる扁桃体、自律神経やホルモンの調節を司る視床下部、情動にかかわる島皮質など、脳の広い範囲に伝わっていきます。

C触覚線維を活性化させるには、速すぎても遅すぎてもいけません。私自身も、それを検証する実験をおこなってみました。触れる速度を変えて、効果の違いを比較したのです。

大学生の友人同士にペアになってもらい、一方に相手の背中を1秒間に1㎝、5㎝、20㎝の3種類の速度でそれぞれ触れてもらいました。このとき触れられたほうの気分の変化と自律神経の活動について計測したところ、1秒間に5㎝の速度で触れられた場合にもっとも心地よく感じるとともに、副交感神経の機能が高まり、リラックス効果があることがわかったのです。

1秒間に5㎝といわれてもわかりにくい場合は、相手を思いやる気持ちで触れてみるといいでしょう。参加者に「人形」「我が子（乳児）」「恋人」に触れさせたときに、どのように触れるのかを観察した実験があります。その結果、人形に対しては、ほとんど手を動かさない人、軽くタッピングする人など、5㎝とは異なる触れ方をする人がほとんどでした。しかし、我が子と恋人に触れるときは、自然に1秒に5㎝前後の速さになっていたということです。

【リラックスするスピードは1秒間に5cm】

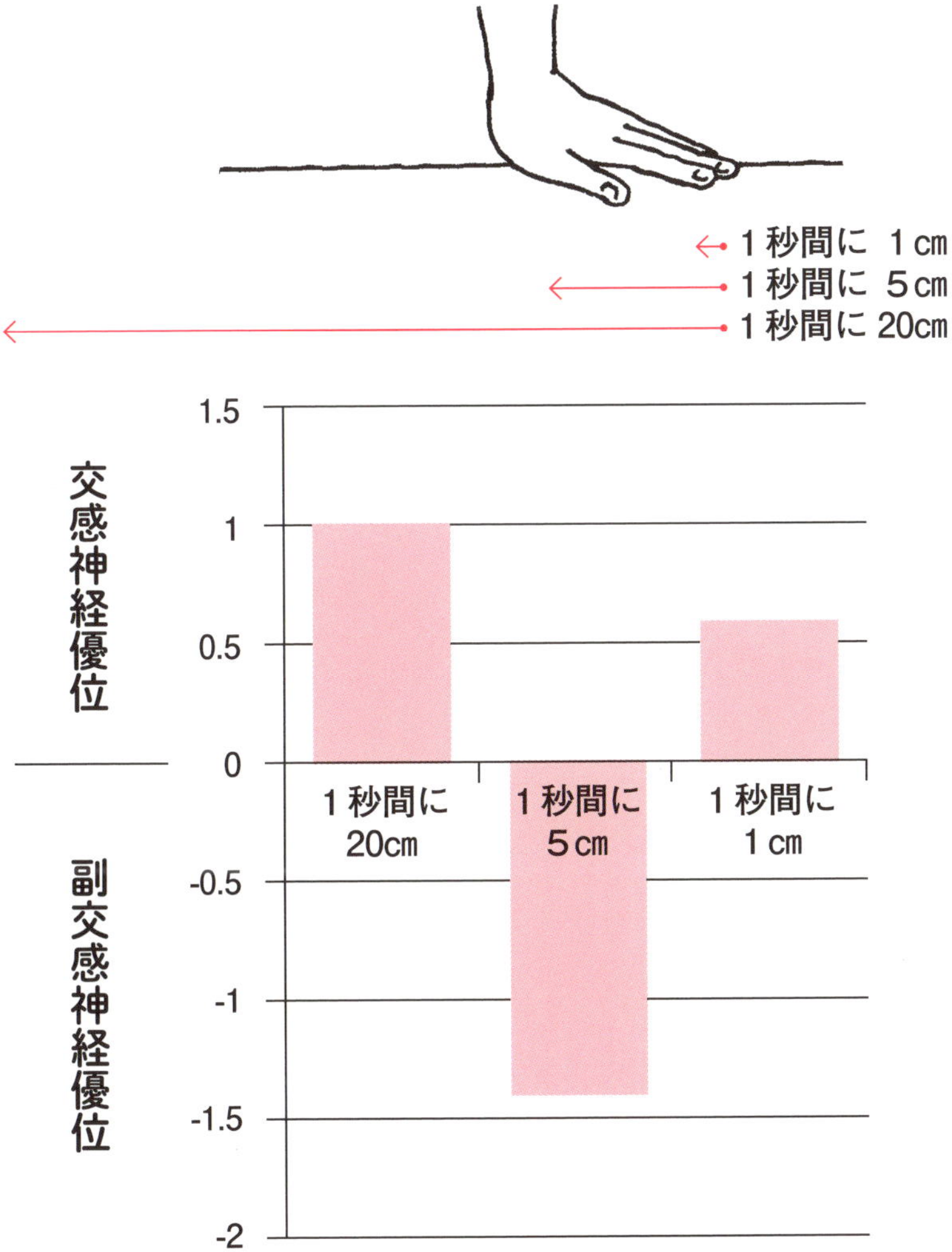

（山口［2013］より一部改編）

1秒間に5cmのスピードのときに副交感神経が優位になり、リラックスする。
1秒間に1cm、20cmの場合は、かえって交感神経が優位になってしまう

「肌セラピー」の触れ方コツ②　手のひら全体を使う

２つめのポイントは、手の使い方です。

触れるときは、なるべく手のひら全体を使って触れるようにします。「点」ではなく「面」で触れるというイメージです。

なぜかというと、指先などの狭い面積で触れられた場合は、触覚刺激をより強く感じてしまいますが、手のひら全体を使って広い面積で触れられると、触れられたほうは包まれているような心地よい安心感があるからです。手のひら全体で触れられていることで密着感が得られ、信頼されているという気持ちも伝わります。

また、手を触れるとき、離すときにもコツがあります。

触れるときにパッと垂直に触れたり、離すときに垂直にパッと離すのはＮＧ。触れられる人によってはインパクトが大きく、侵害的な刺激になってしまうからです。そして手を離すときも、垂直にパッと離してしまわないように。そうしないと、触れ合うことでせっかく築いた信頼関係を壊してしまいます。

理想は、相手にインパクトを与えず、いつのまにか触れているようにすることです。そして手を離すときには名残惜しい感じを残しながら離していきます。

それには、触れはじめ、触れ終わりは垂直ではなく「斜め」にすると覚えてください。

【手の使い方のコツ】

触れるとき　手のひら全体を使う

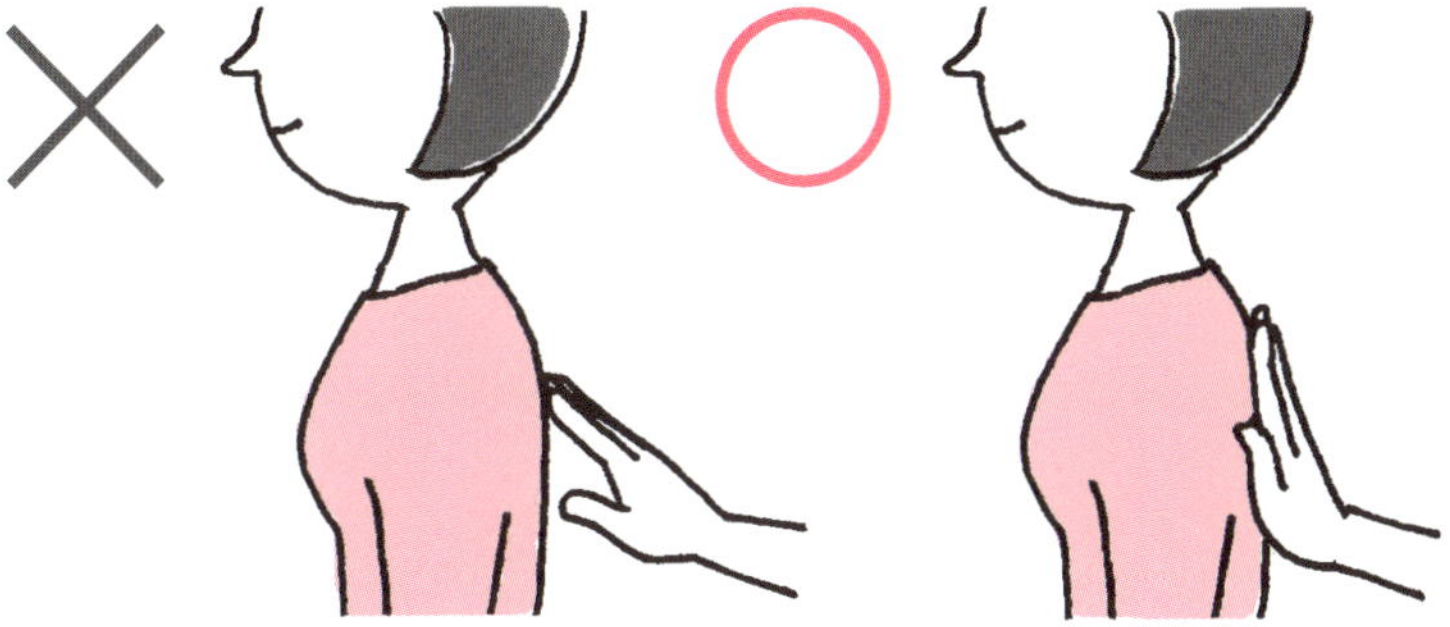

手を触れるとき　手首のほうから触れていく

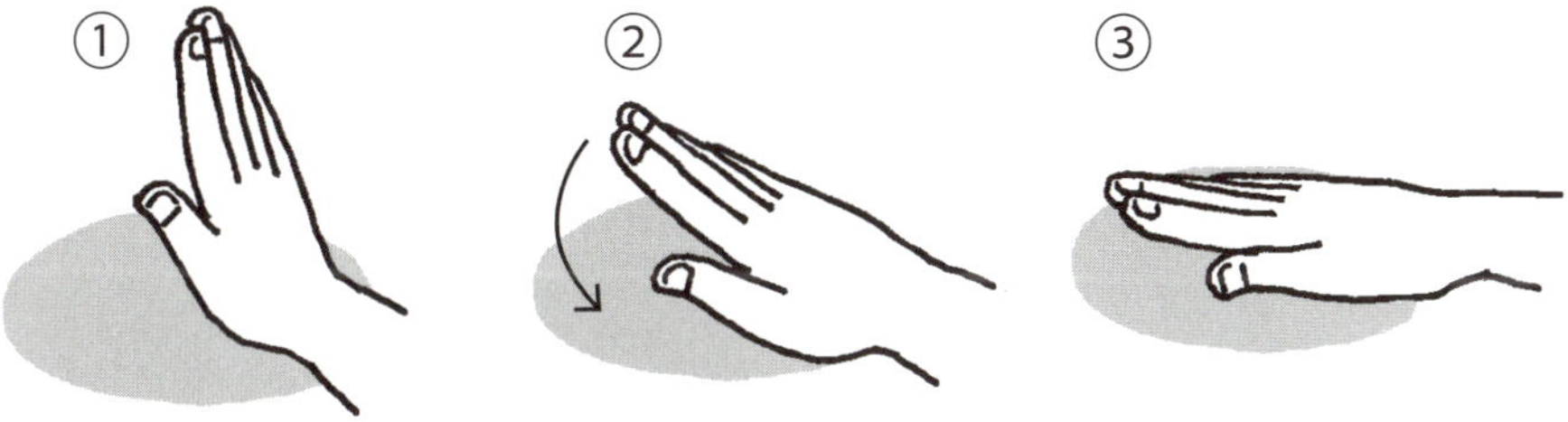

手を離すとき　手首のほうから離していく

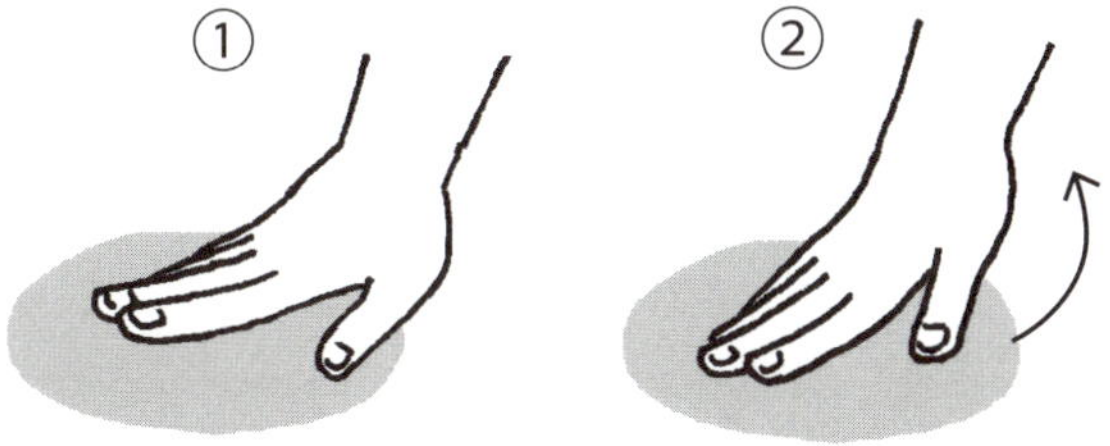

「肌セラピー」の触れ方のコツ③ 表面をさするよりも圧をかける

３つめは触れる際の力加減です。皮膚の表面を軽くさするよりも、やや圧をかけて触れるほうが、リラックス効果が高まります。

これには、自律神経のうち副交感神経が関係しています。皮膚にある触覚の受容器の1つにパチニ小体があります。このパチニ小体が刺激を受けることで、副交感神経が活性化されるのです。副交感神経は胃腸や心臓の働きともつながっており、活性化することで食べ物の消化吸収を促したり、脈を安定させたりと、体をリラックスモードにしてくれます。そしてパチニ小体は皮下組織という皮膚の深い部分にあるため、圧をかける必要があるのです。自分の体の重みを使って、皮膚の深いところに刺激を届けるイメージで触れてみてください。

ちなみに、副交感神経の活動が高いと、不安や怒りなどのネガティブな情動をコントロールでき、日常的にポジティブな気分でいることが多いのもわかっています。適度な圧をかけたマッサージは、心をポジティブにしてくれるのです。

一方で、力の入れすぎには注意が必要です。強い刺激は筋肉の細胞を傷つけます。また、痛みがあると体は防衛反応を起こして、その刺激を受けいれなくなってしまいます。熟練のセラピストに聞くと、マッサージは弱い刺激にすることが大切だと口を揃えていいます。圧をかけつつも力を入れすぎないことがポイントです（52〜53ページ参照）。

【適度な圧をかけたほうがリラックスする】

・皮膚の表面をさする
（圧をかけない）

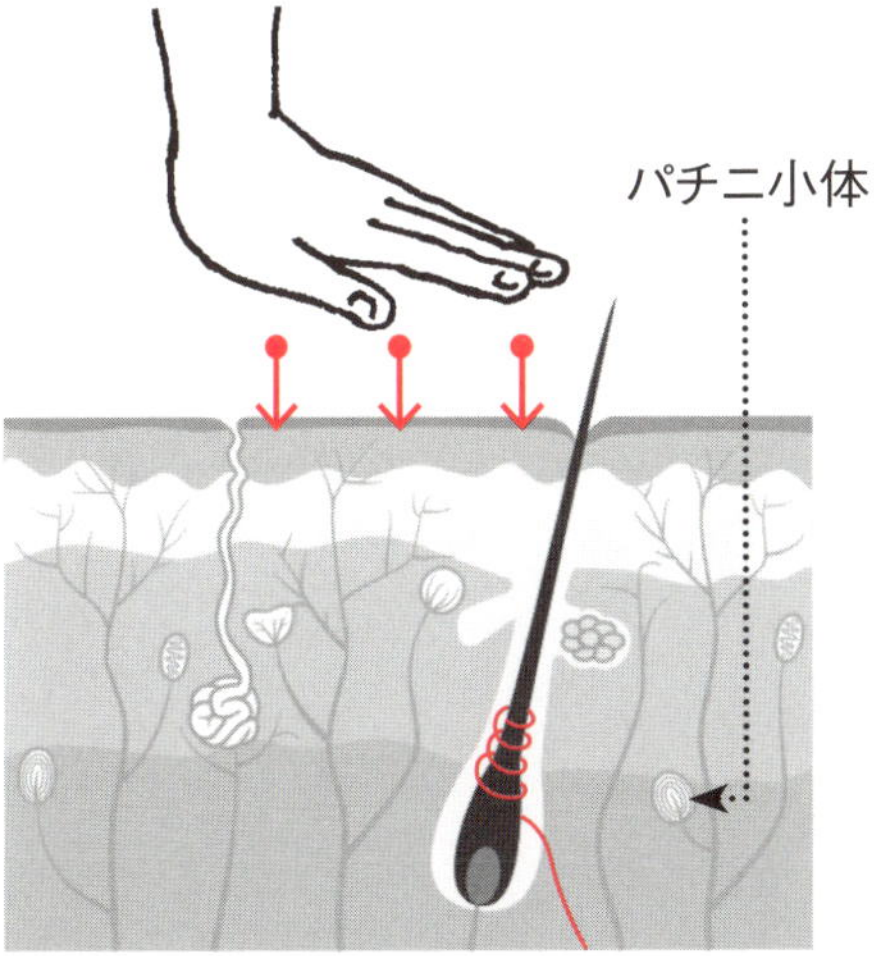

刺激がパチニ小体まで
届かない

・やや圧をかけて触れる

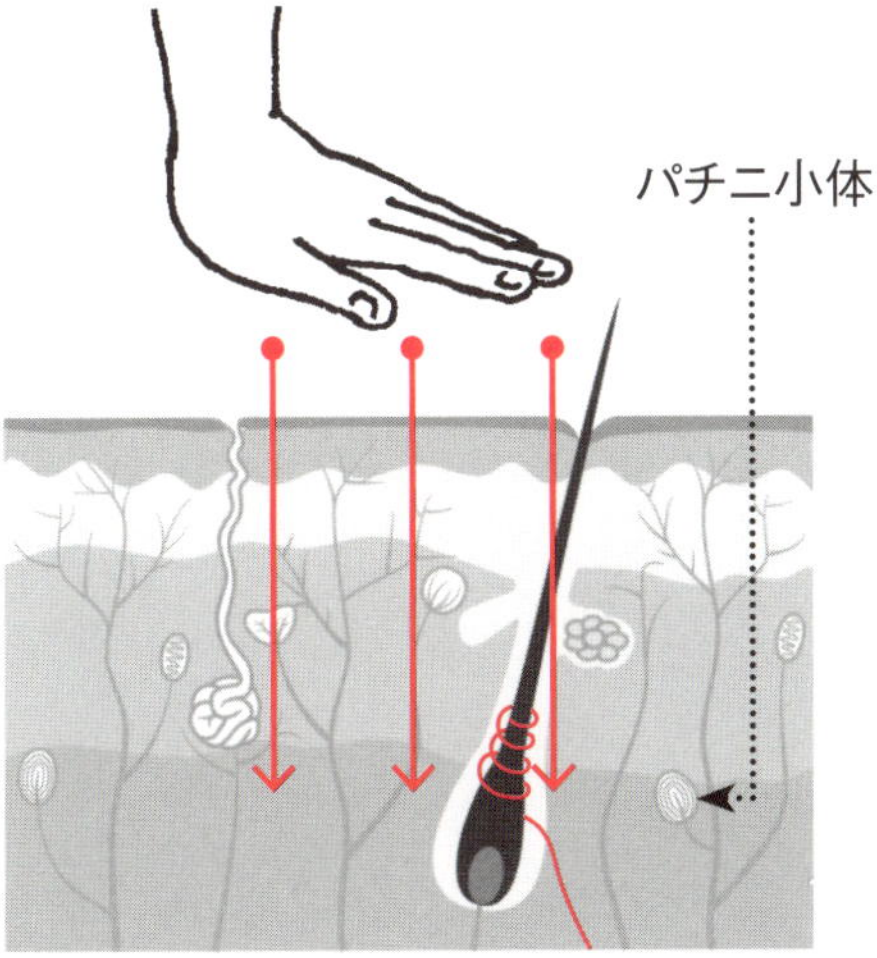

刺激がパチニ小体まで
しっかり届く

↓

副交感神経優位
リラックスモードに

「肌セラピー」の触れ方コツ④ 人肌くらいの温かさで触れる

触れる際の手の温度も重要です。冷たい手で触れると、C触覚線維の活性化が弱くなってしまい、心地よさを感じることができません。加えて交感神経が反応してしまいますので、リラックスするどころか一気に覚醒モードになってしまいます。

ベストなのは人肌くらいの温かさです。冬場などはどうしても手先が冷えてしまいがちなので、マッサージをする前に温めておくといいでしょう。

たったそれだけのことで、と思われるかもしれませんが、触れる際の手の温度は非常に重要です。

ある美容師の方に聞いた話ですが、お客様に普通のシャンプーではなくリラックス系のシャンプーをすると、頭皮が温まってきて、洗っている自分の手まで温かくなってくるそうです。

このように、触れることで相手と同調することがわかっています。

ということは、冷たい手で触れていると、相手の体温を奪ってしまい、冷えを感じさせてしまうということです。また、次章で触れますが、体に冷えがあると、ネガティブな感情を呼び起こしやすくなります。

マッサージだけでなく、赤ちゃんをだっこする、人と手をつなぐといった場合には、事前に手を温めておくといいでしょう。

【マッサージ前におすすめの手の温め方】

手浴をする

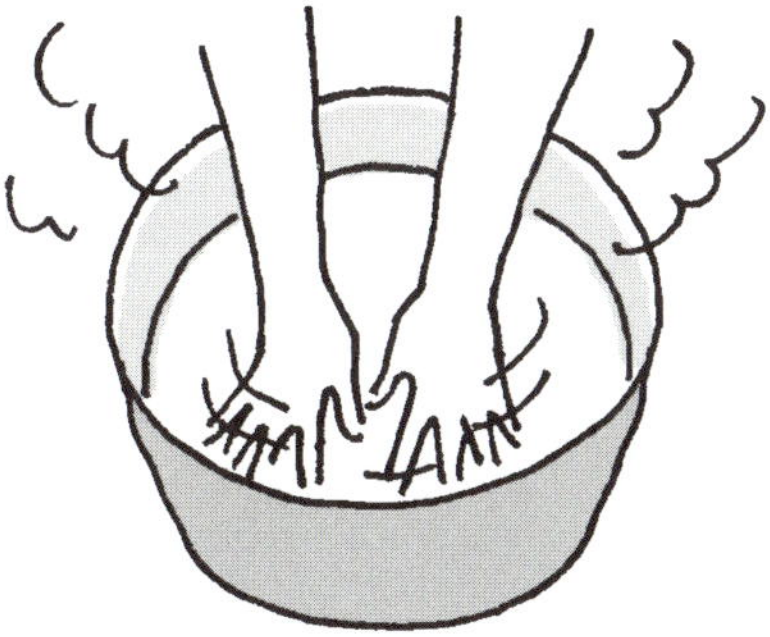

カイロを使う

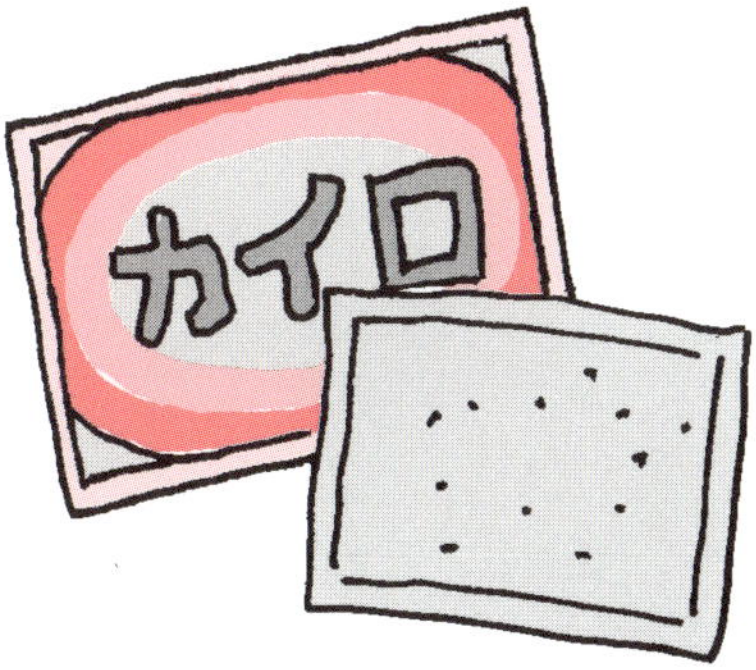

温かいものを飲む

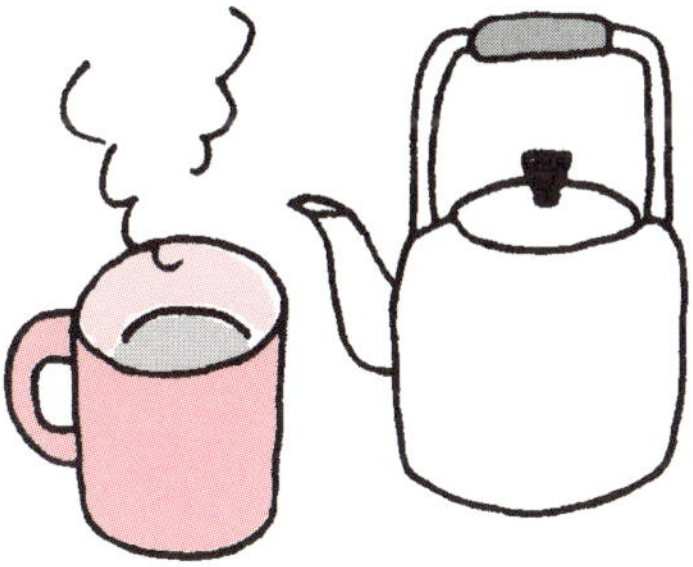

手をこすり合わせる

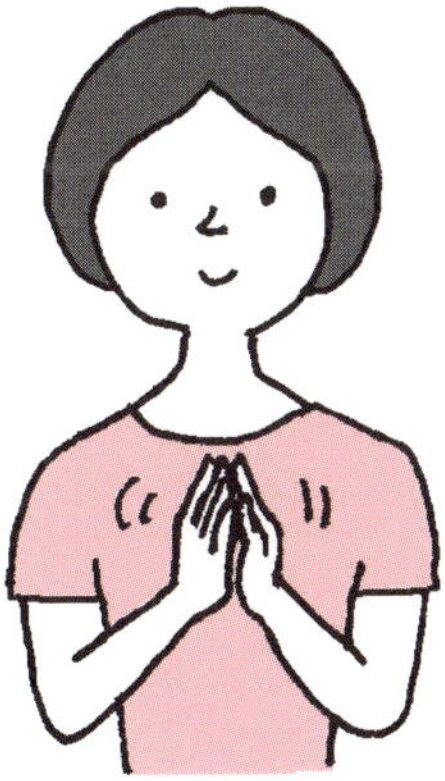

これ以外にも、首・手首・足首やお腹を温めることで、全身が温まる

ストレスを消すセルフマッサージのすすめ

マッサージは人にやってもらうというイメージが強いですが、自分で自分の体に触れるセルフマッサージも手軽でおすすめです。もちろんセルフマッサージでも、C触覚線維が活性化されるとともに、オキシトシンも分泌されます。

その際は、C触覚線維が多い顔や前腕をマッサージすると、リラックス効果を得やすくなります。これまで紹介したように、1秒間に5㎝くらいのゆっくりした速度で、手のひら全体を使って触れていきます。

おすすめは、C触覚線維が多い前腕、顔のマッサージです。クリームやオイルを使うと滑りがよくなるので、入浴後にボディクリームを塗りながらおこなったり、スキンケアの最後におこなうのもいいでしょう。手のひら・足の裏以外はC触覚線維がありますので、それ以外の場所をマッサージするのも効果的です。

私たちは緊張したり不安になったとき、髪に触れたりほおをなでたりと、無意識のうちに自分の体に触れているものですが、これもセルフマッサージの一種といえます。そうして体に触れることで、心を落ち着かせているのです。

また、人に触れられることに抵抗がある人は、自分で触れるほうが安心感がありますし、力加減の調整なども簡単にできます。ストレス解消の習慣として取り入れてみてください。

【マッサージの前の準備】

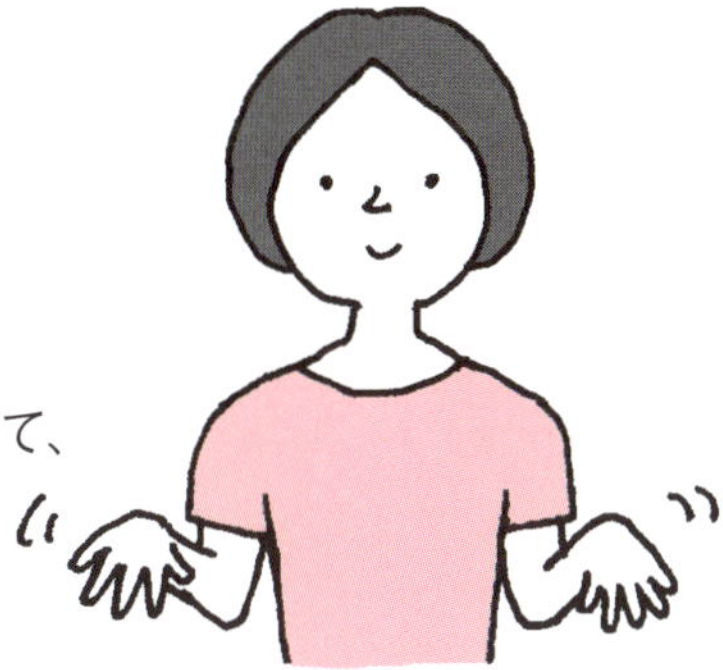

1

手首をプラプラ振って、力を抜く

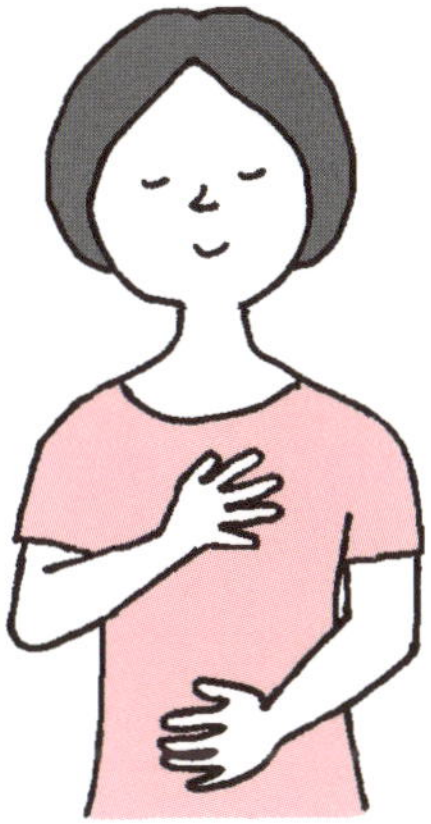

2

目を閉じてゆっくりと深呼吸する
（おなかと胸に手を当てて、膨らみを感じながら）

3

手をすり合わせて温める

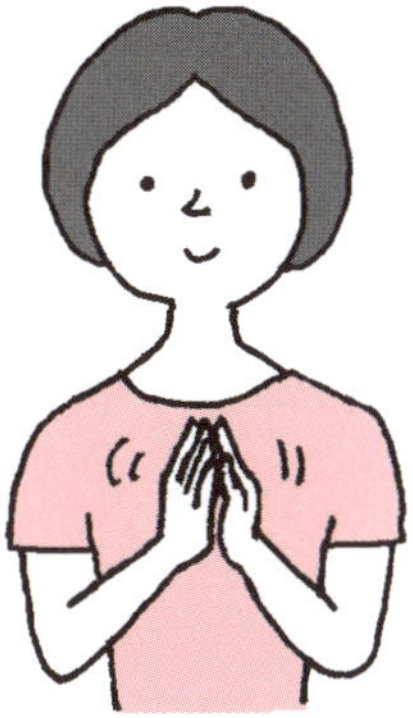

より効果を高めたいときは、ボディオイルやクリーム、ベビーパウダーなどをつけておこなうのがおすすめ。べたつきが気になるなら、終わったあと、電子レンジなどで温めた濡れタオルで拭くとよい

【腕のセルフマッサージ】

テーブルの上に、肌触りのいいタオルなどを敷いておこないましょう

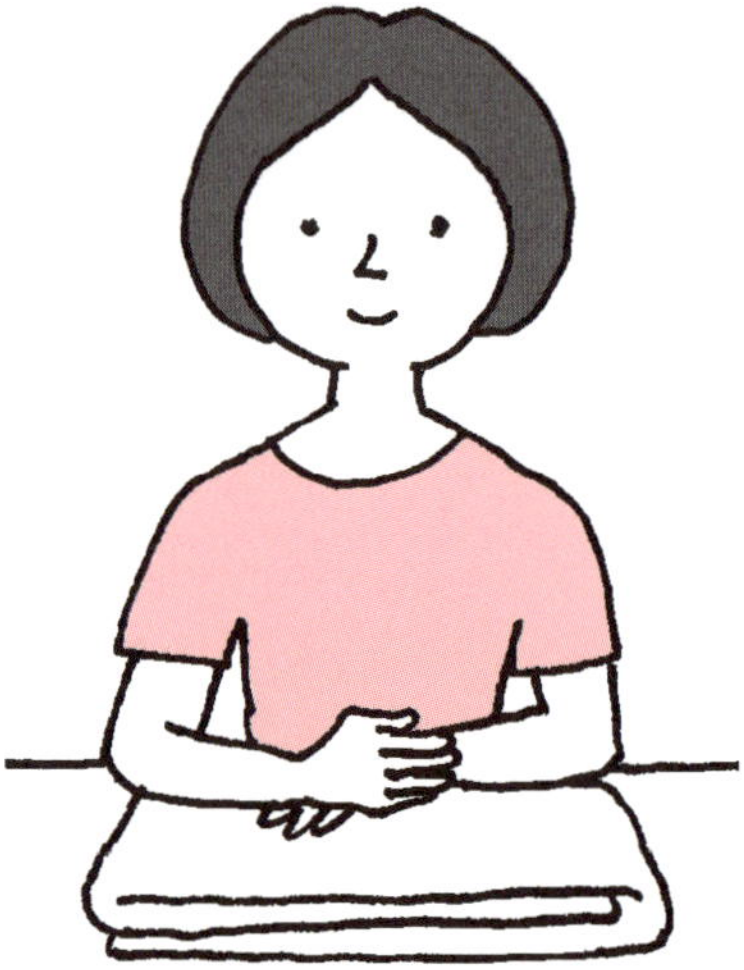

1

手の甲に手のひらを乗せ、深呼吸をして力を抜く。
ゆっくりと5つ数え、手の甲の温かさを感じる

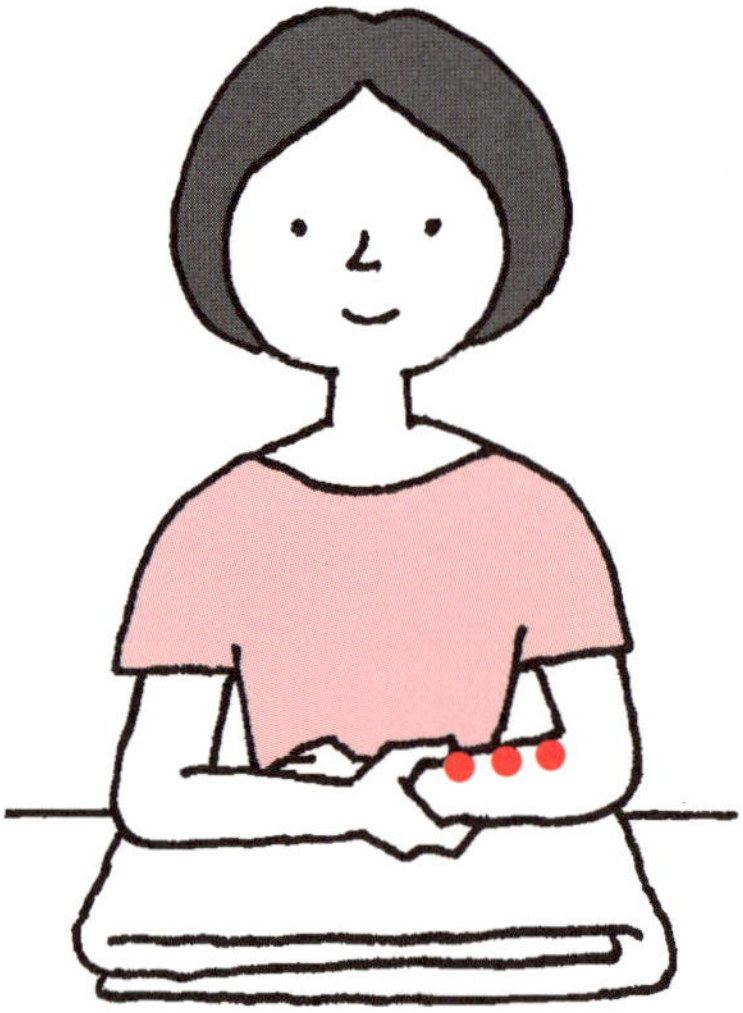

2

ひじから下を3、4箇所、ゆっくり場所を移動しながら握る。
親指は立てずに、平たい面を使う

POINT

力を強く入れすぎないこと（大福を指で押して、中身のあんこがはみ出さないくらいの強さ）。

爪を立てずに、平らに押す

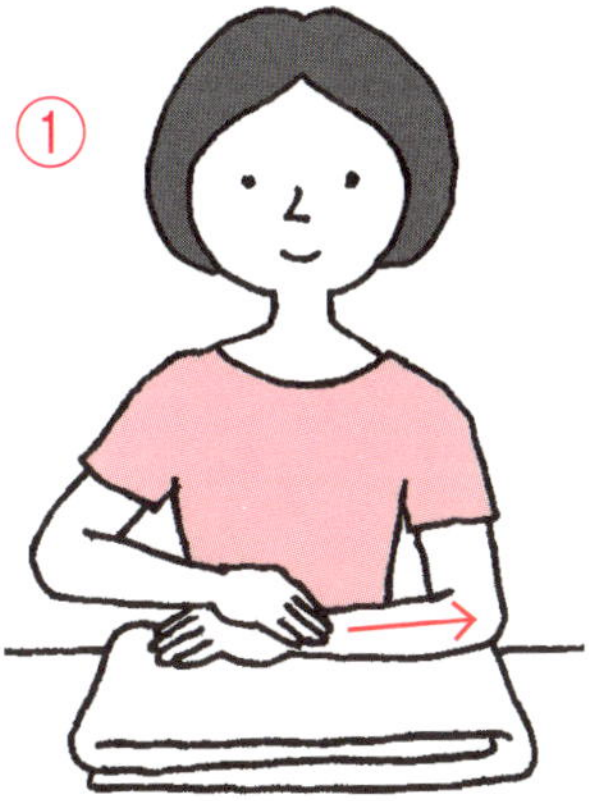

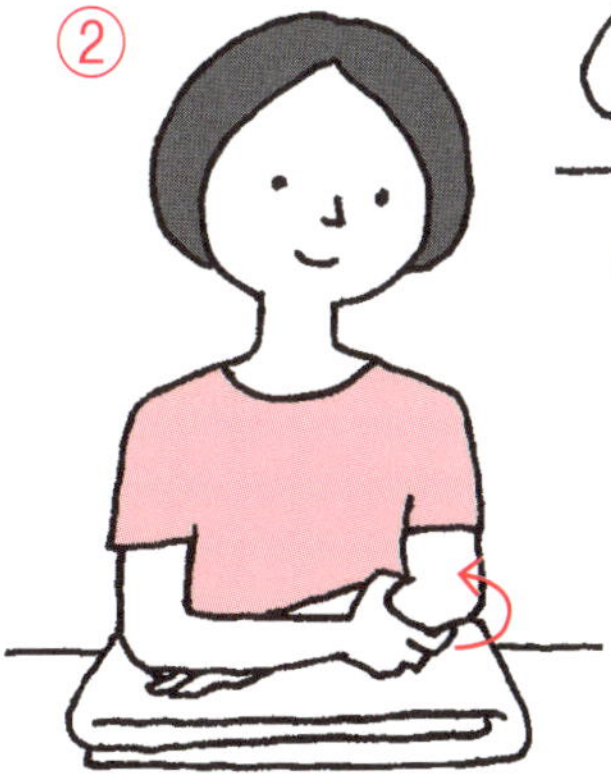

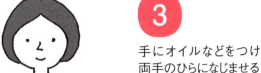

3

手にオイルなどをつけて、
両手のひらになじませる

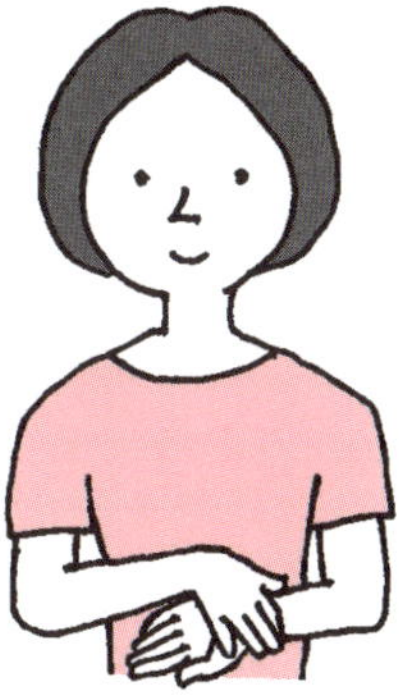

4

手の甲からひじに向かって、前腕を秒速5cmくらいのスピードでなでていく。ひじを包んでゆっくり戻る

POINT

皮膚表面が動かないくらいの優しい圧で、手のひらを密着させておこなう

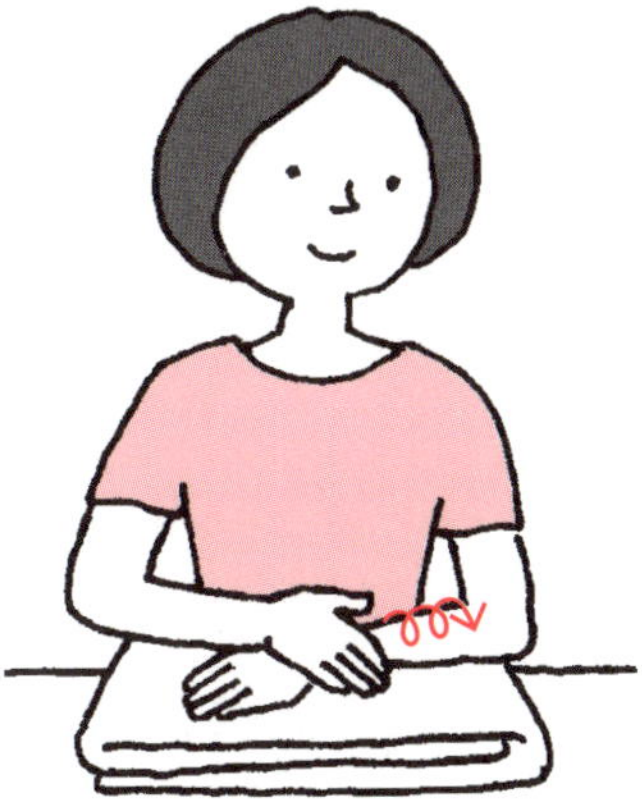

5

人さし指・中指・薬指の指腹を使って、
クルクルと前腕に円を描くように滑らせる

【顔のセルフマッサージ】

［スキンケア時のマッサージ］

1 化粧水をつけたあと、手のひらを使って、頬をプッシュする。
顔の中央から外側へ、3箇所に分けてゆっくり移動する

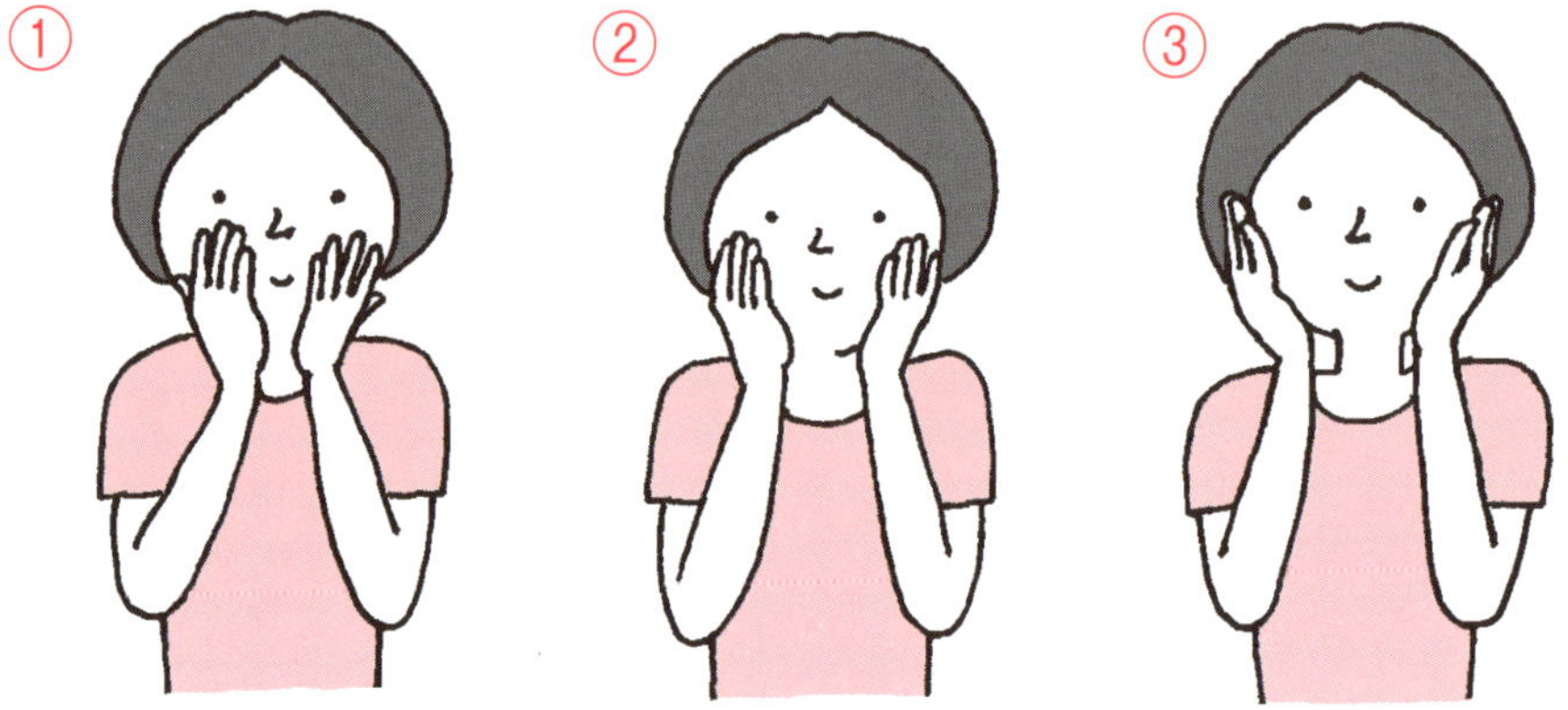

2 人さし指・中指・薬指の指腹を使って、目の下をプッシュする。
顔の中央から外側へ、3箇所に分けて移動する
（頬骨のでっぱりに指腹を沿わせるように）

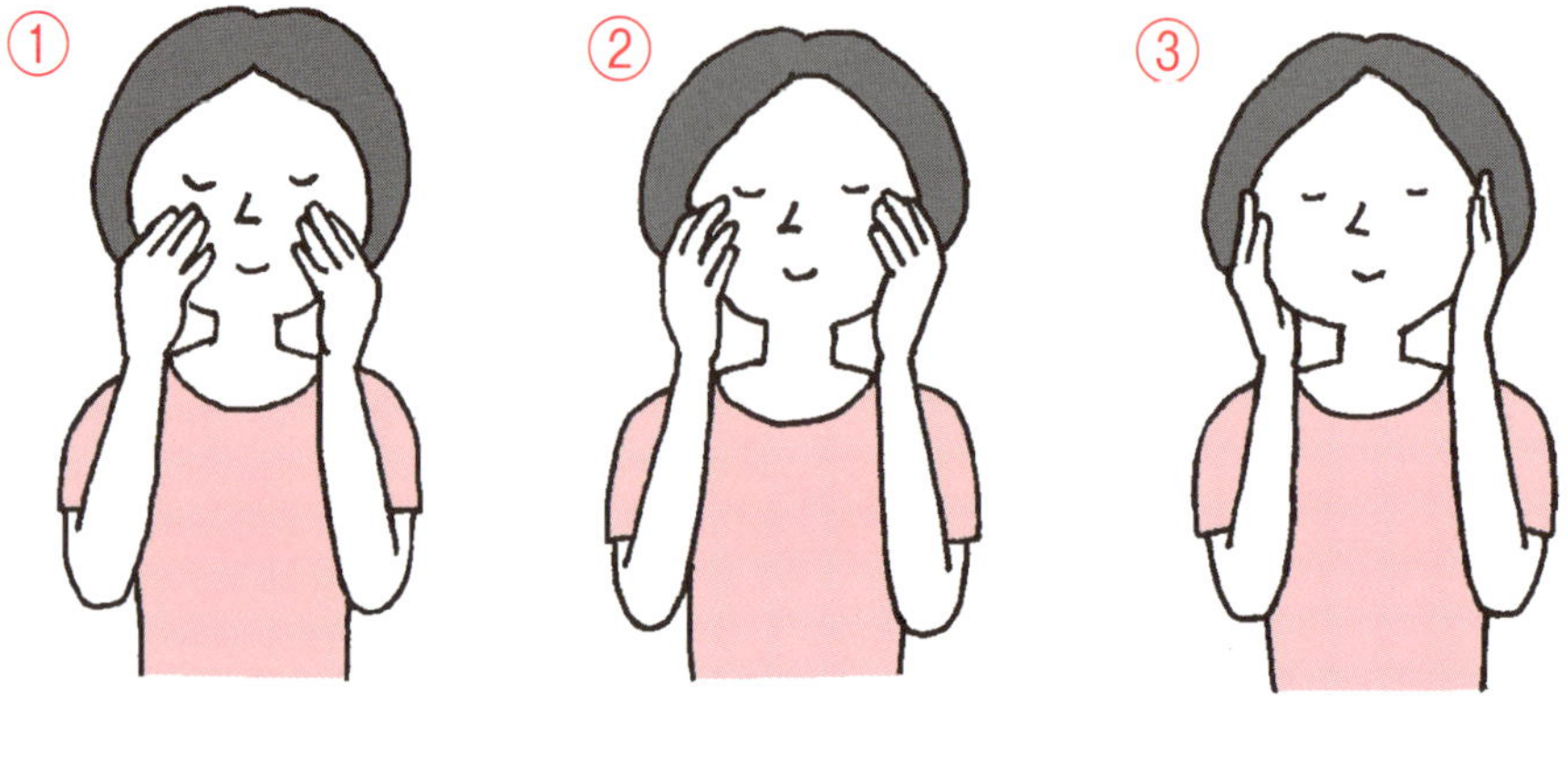

3 人さし指・中指・薬指の指腹全体を使って、おでこをプッシュする。顔の中央から外側へ、3箇所に分けて移動する（終点がこめかみになるように）

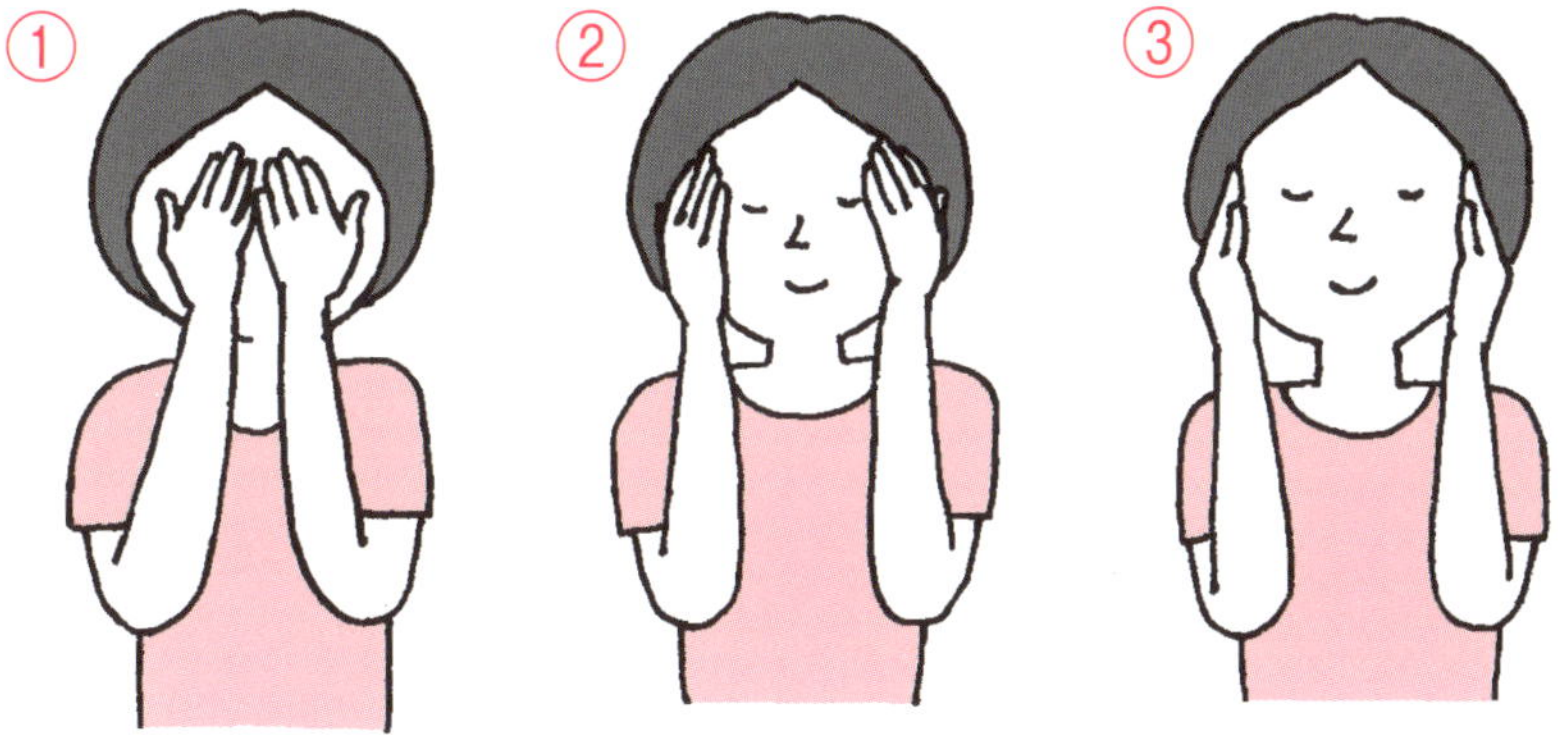

4 乳液やオイルをつけたあと、人さし指・中指・薬指の指腹全体を使って、クルクルと円を描くように滑らせる

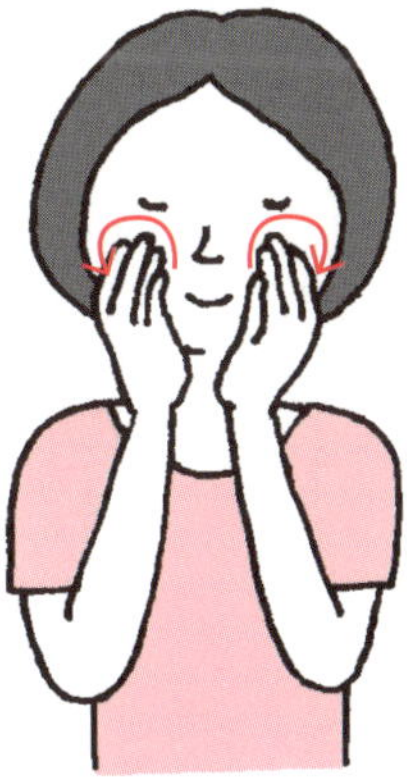

[目の疲れをとるセルフケア]

中指の先が眉のあたりにくるようにして、両手のひらで顔を覆う。手の温かさを感じながら、目を休ませる。30 秒から1分くらいおこなう

POINT

眼球を押さないこと

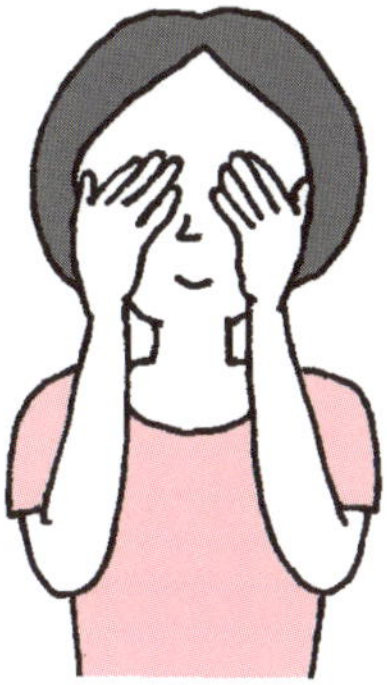

【足のセルフマッサージ】

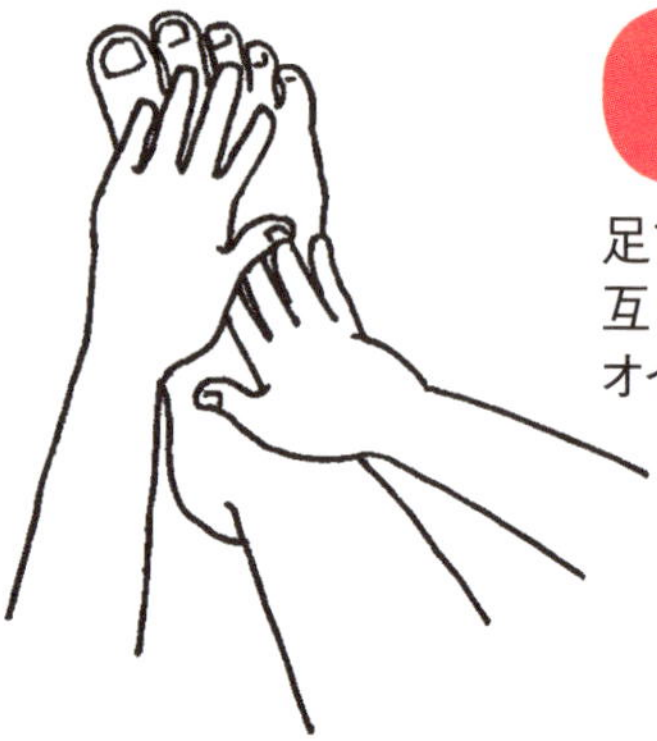

1

足首から足先へと手を交互に動かし、足の甲にオイルをつける

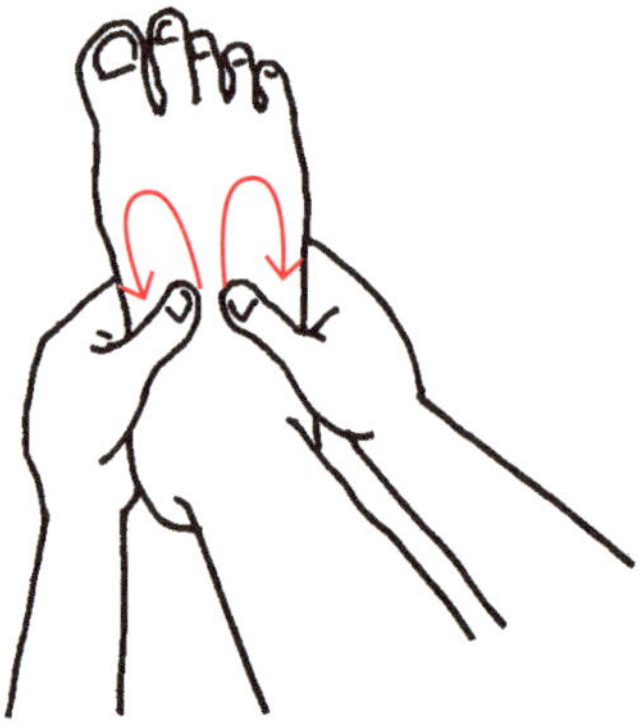

2

親指の指腹全体をワイパーのように動かして、足の甲をなでる

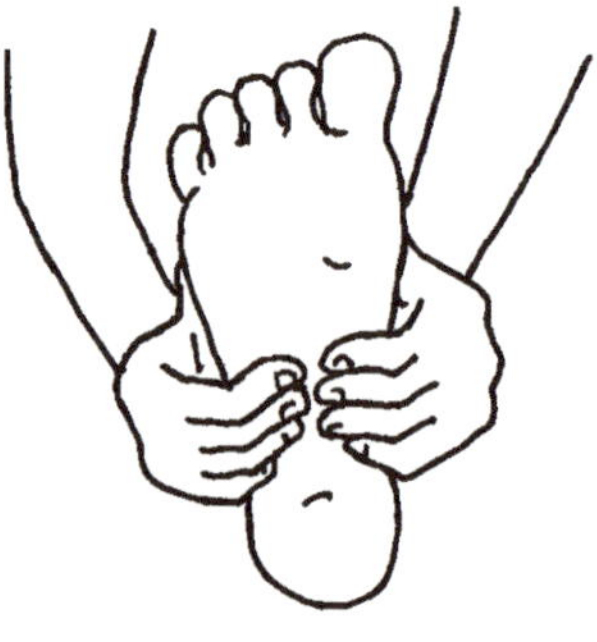

3

足の甲を両手ではさみ、親指以外の指を使って足裏をほぐす

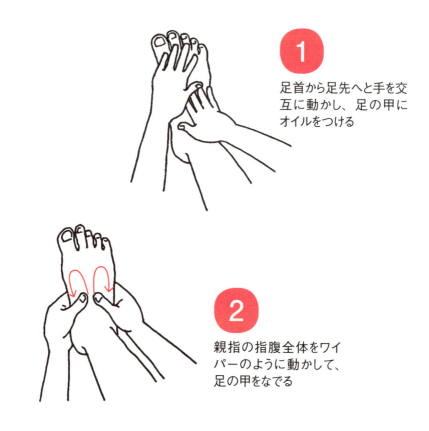

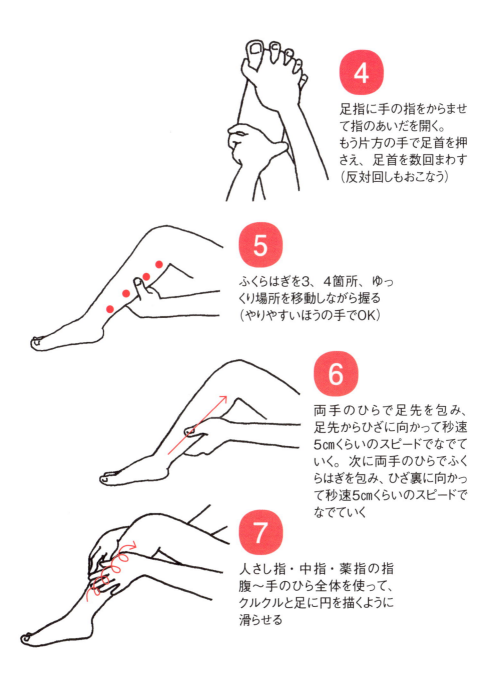

4

足指に手の指をからませて指のあいだを開く。
もう片方の手で足首を押さえ、足首を数回まわす
（反対回しもおこなう）

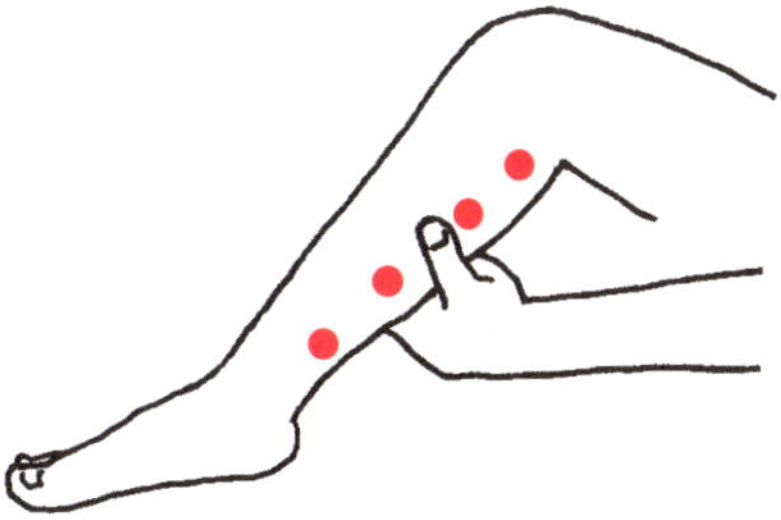

5

ふくらはぎを3、4箇所、ゆっくり場所を移動しながら握る
（やりやすいほうの手でOK）

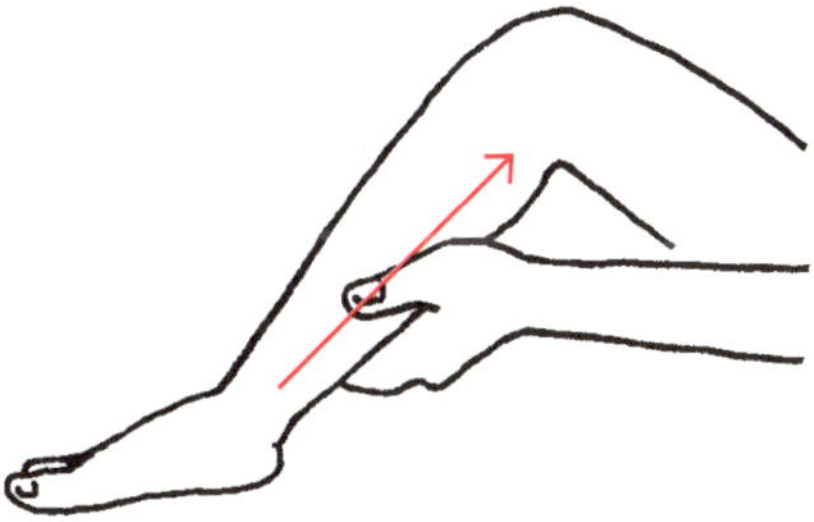

6

両手のひらで足先を包み、足先からひざに向かって秒速5㎝くらいのスピードでなでていく。次に両手のひらでふくらはぎを包み、ひざ裏に向かって秒速5㎝くらいのスピードでなでていく

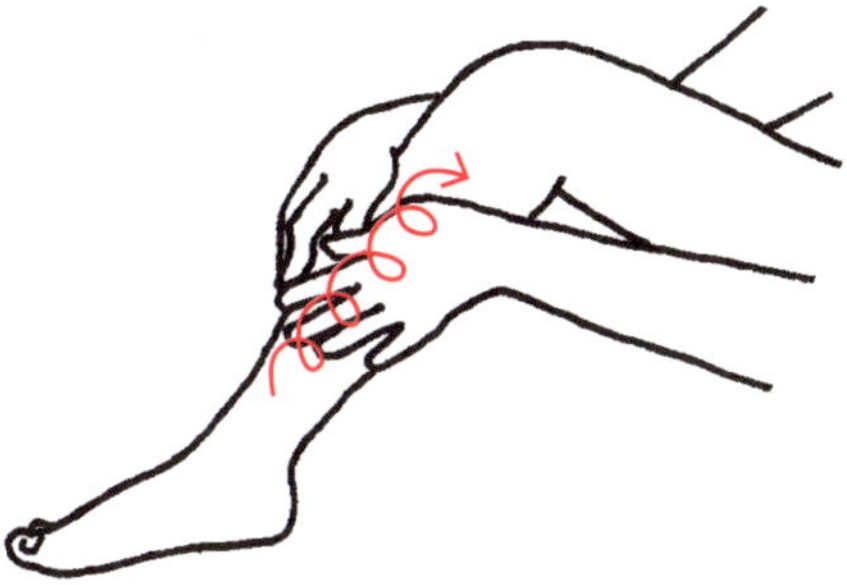

7

人さし指・中指・薬指の指腹～手のひら全体を使って、クルクルと足に円を描くように滑らせる

【お風呂でできるセルフマッサージ】

［ヘッドマッサージ］

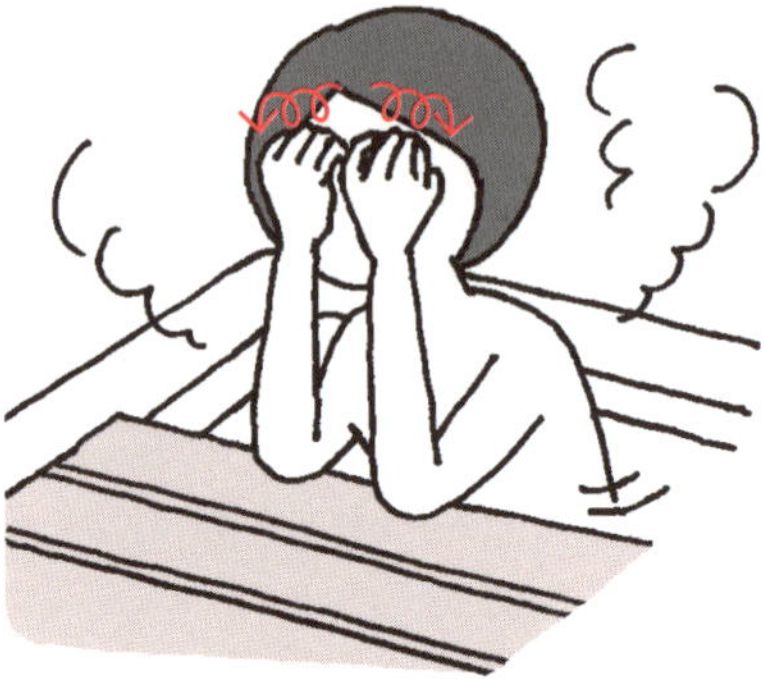

1

風呂フタなどにひじを置き、両手の指腹の部分を使って、顔の中央の髪の生え際を、小さく円を描くようにしてほぐす

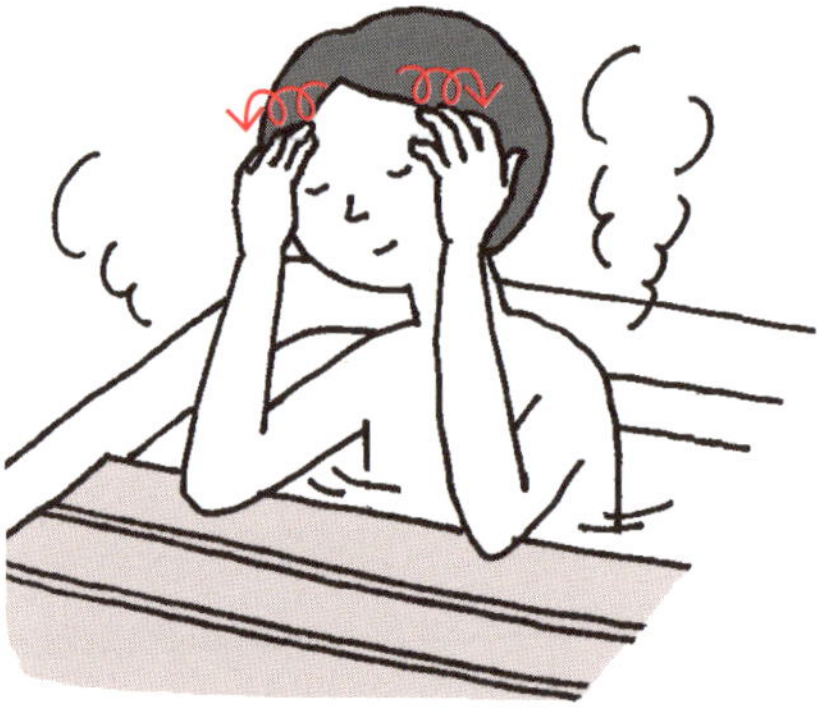

2

指を少し外側に移動させ、髪の生え際を小さく円を描くようにしてほぐす

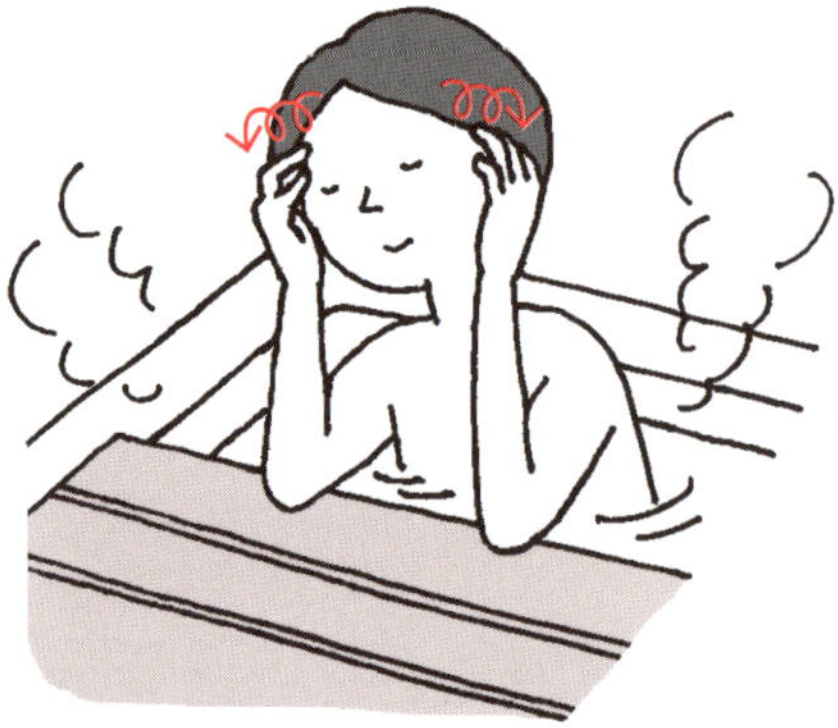

3

指を耳の上に移動させ、髪の生え際を小さく円を描くようにしてほぐす

［全身のマッサージ］

1

シャワーを浴びながら、自分の体の輪郭を意識するようにしておこなう。
両手で頭を後ろ側に向かってなでる

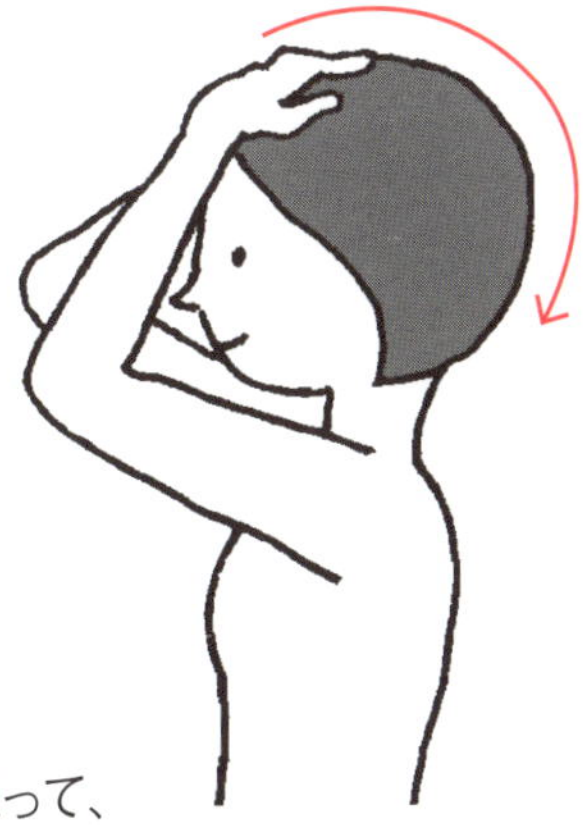

2

腕をなでおろす
（前側と後ろ側）

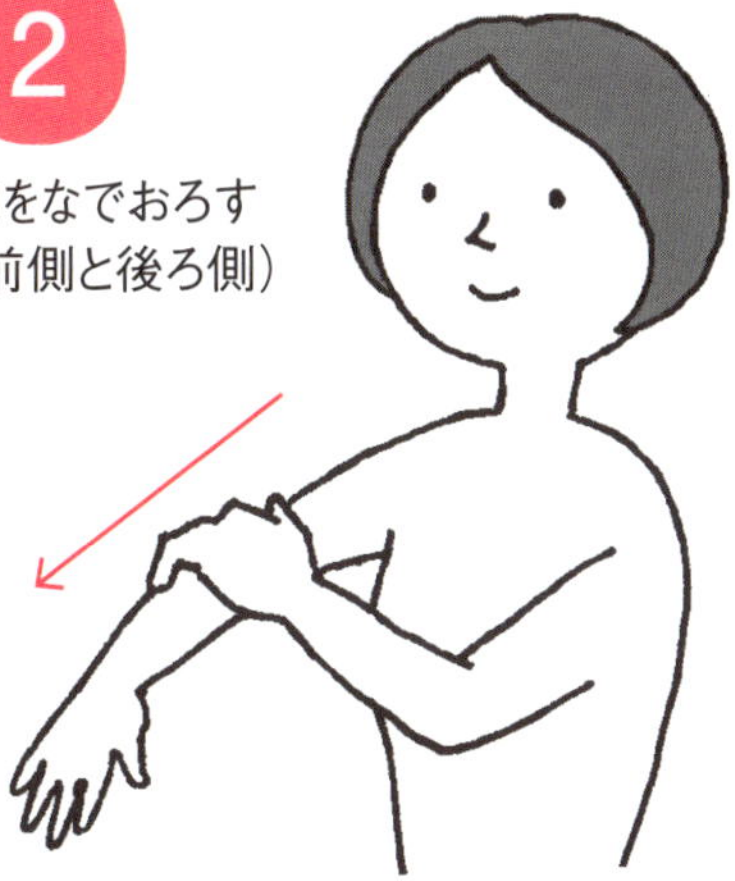

3

鎖骨から体の前側を通って、
足先までなでおろす

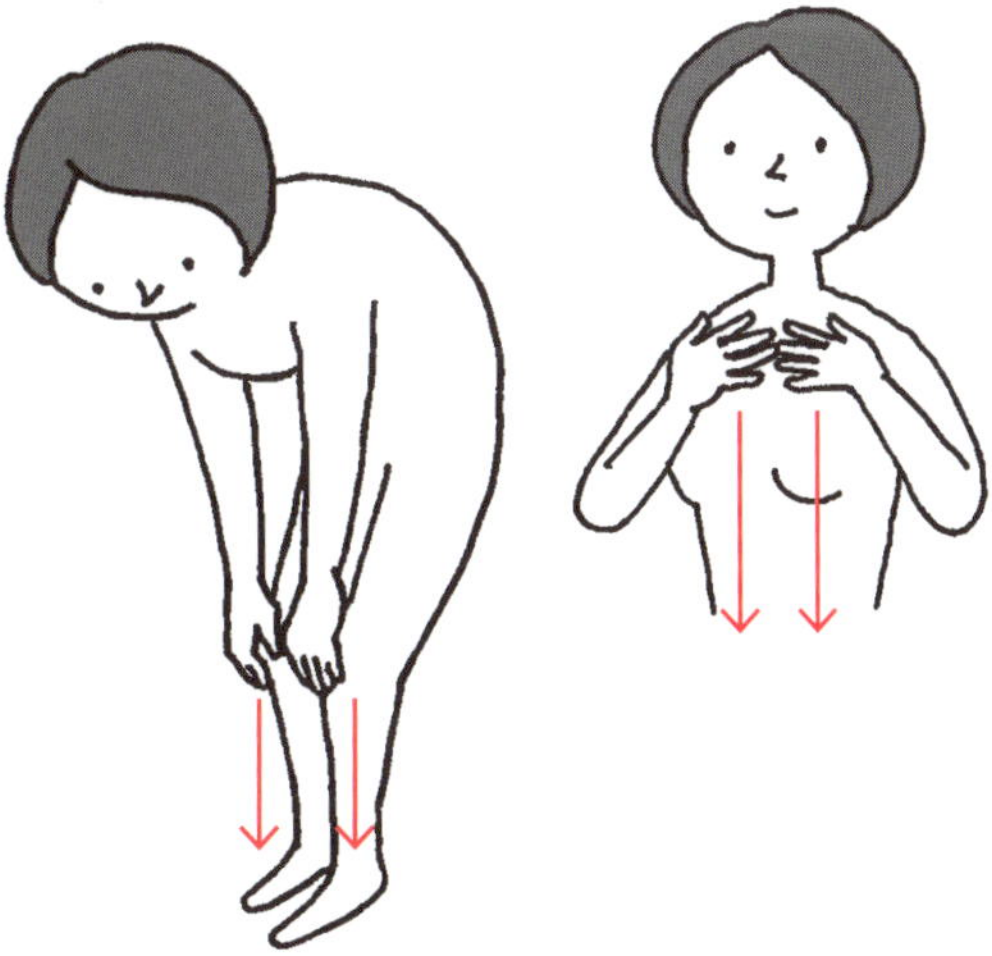

4

腰から足の横を通って、
足先までなでおろす

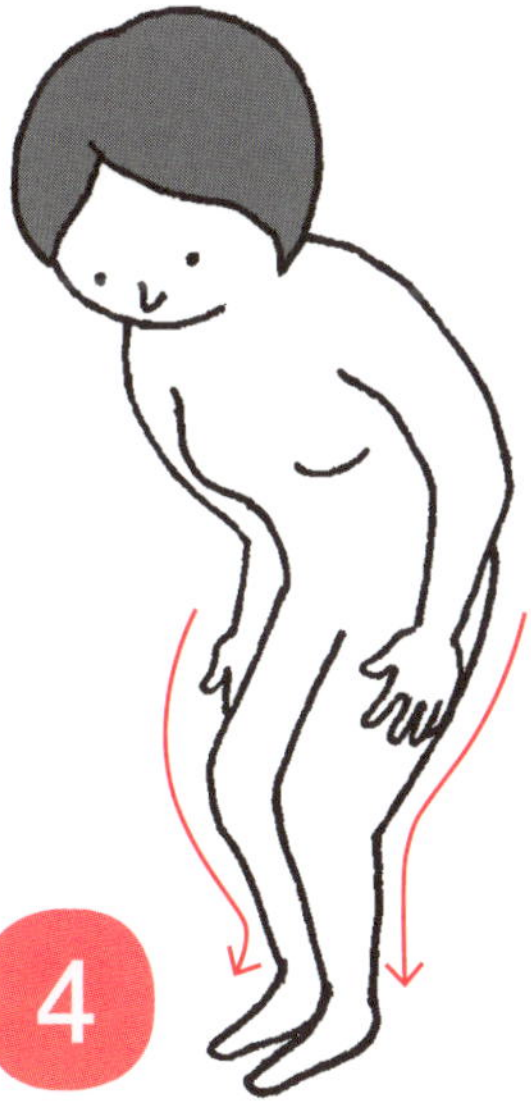

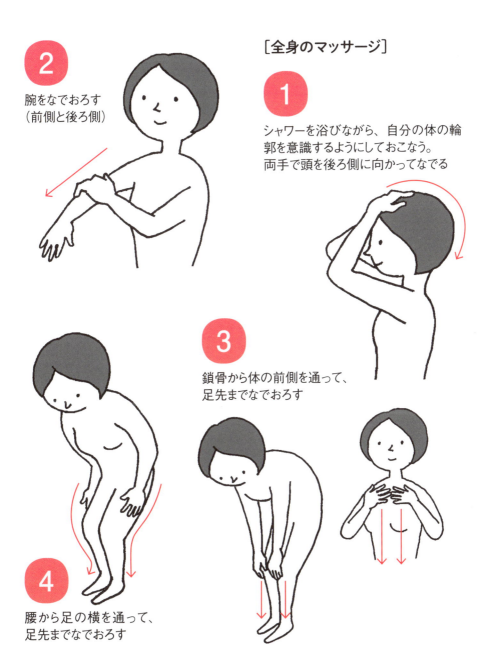

家族、夫婦におすすめのペアマッサージ

人にマッサージをしてもらうことは、セルフマッサージにはないメリットがあります。それは、自分が大切にされているという実感や、他者とのつながりを感じられることです。

普段、私たちがマッサージに行くときは、こりや痛み、疲れをとりたいと期待してのことでしょう。しかし、ここでおすすめするマッサージは、それとはちょっと違います。こりや痛みを改善するというテクニックを使うのではなく、相手に対して思いやりや敬意、愛情を込めてマッサージするのです。

ですから、上手い・下手は関係ありません。ただし、先ほど紹介した「心地いい触れ方のコツ」は必ず押さえるようにしてください。C触覚線維やオキシトシンに働きかけることで心地よさが得られるからです。

さらにすばらしいことに、触れ合いによって相手との心の結びつきを強めることができます。ペアマッサージは、いわばコミュニケーションとしてのマッサージといえるでしょう。夫婦でマッサージし合ったり、子どもにマッサージする、あるいはしてもらうのもおすすめです。

不思議なもので、マッサージをしていると、いつもは会話が少ない人でもぽつりぽつりと自分のことを話してくれることがあり、心の距離が近くなります。これこそが「絆ホルモン」オキシトシンの効果。ペアマッサージには、そんなうれしいおまけもついてくるのです。

【ペアマッサージの前の準備】

［はじめる前］

マッサージの前の準備はセルフマッサージのときと同様。
ペアマッサージの際には、相手に触れていいか確認すること

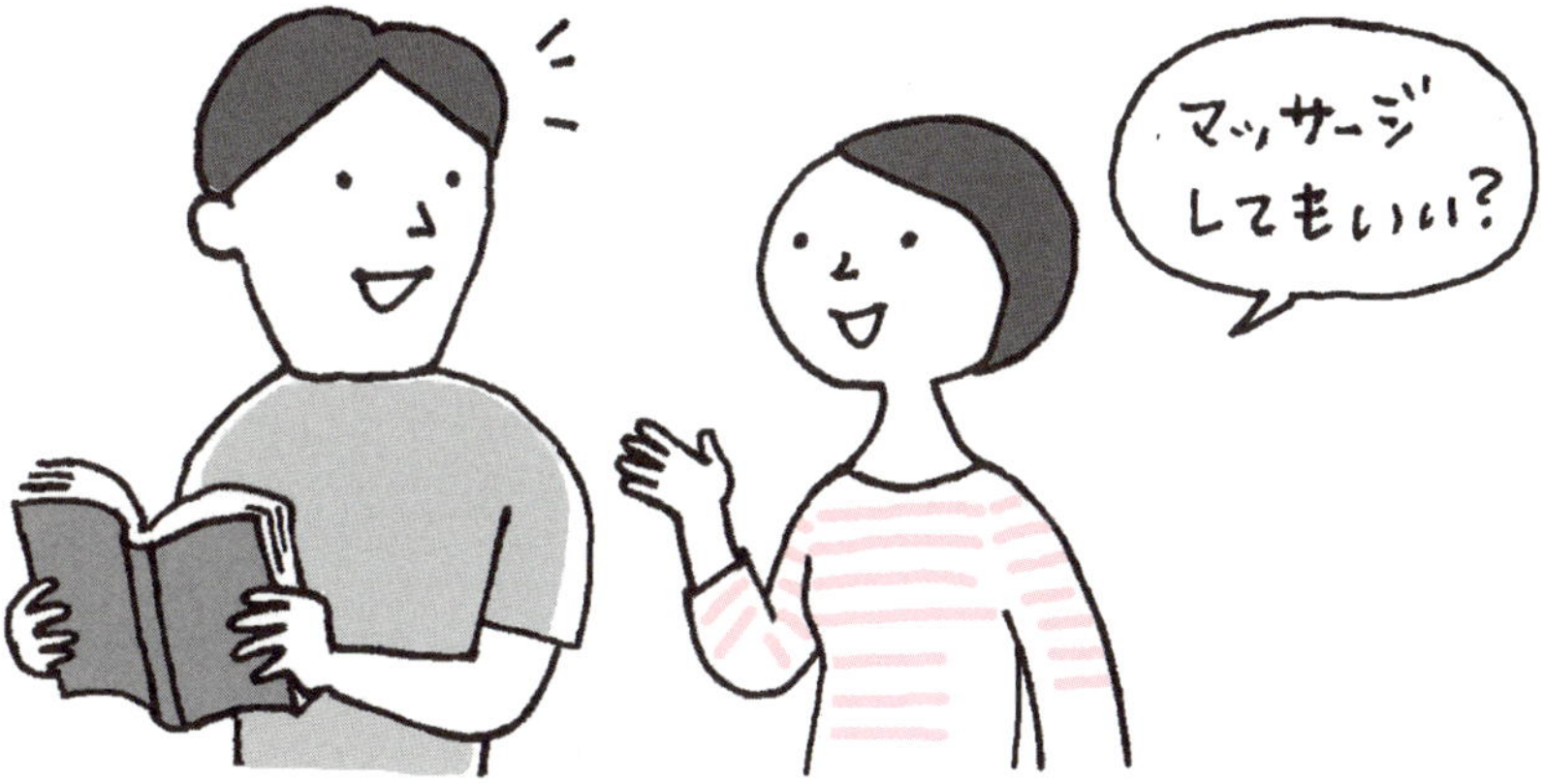
マッサージ
してもいい？

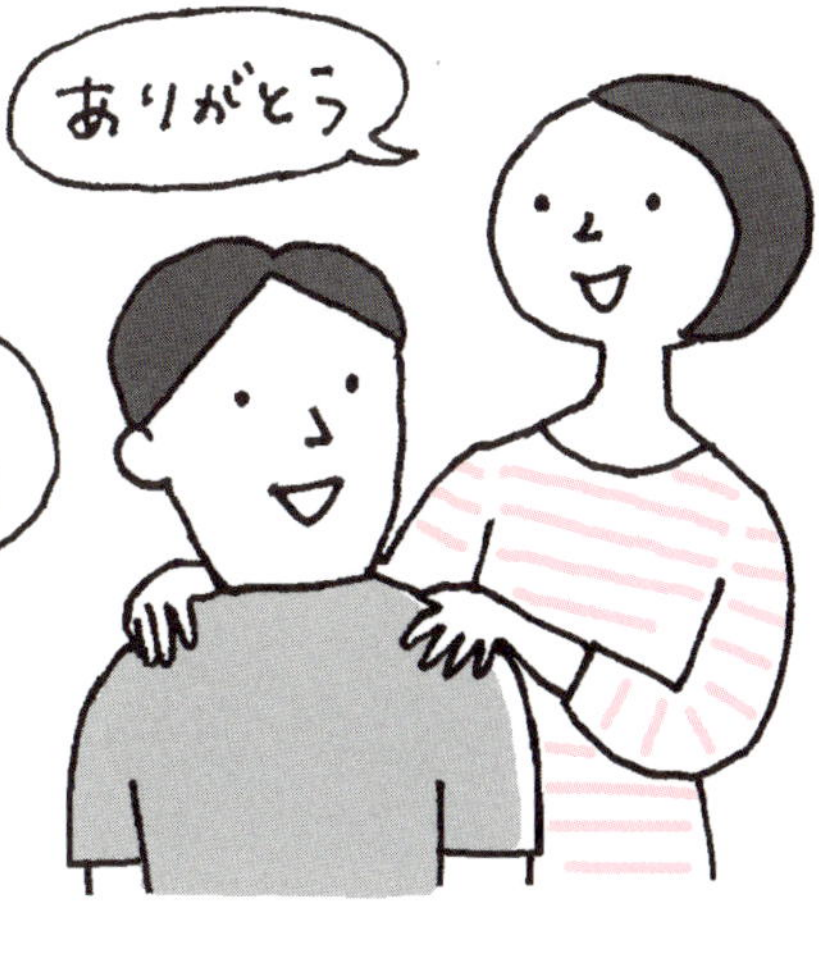
ありがとう

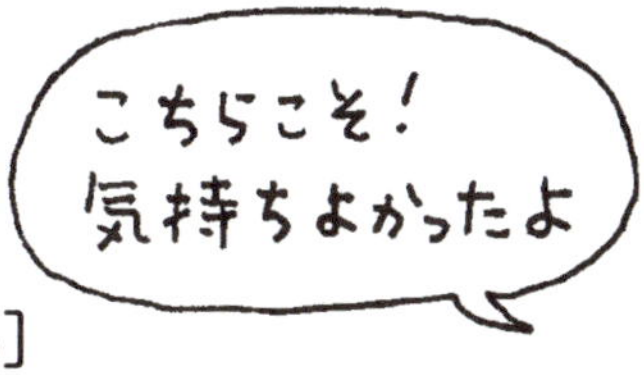
こちらこそ！
気持ちよかったよ

［終わってから］

マッサージをする人も受けた人も、お礼をいう。相手に感想を聞くのもおすすめ。時間があれば、ペアを入れ替えてマッサージをおこなう

【腕のペアマッサージ】

テーブルの上に、肌触りのいいタオルなどを敷いておこないましょう

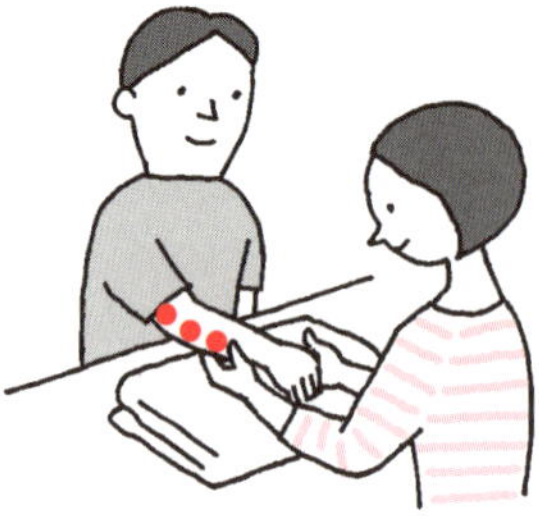

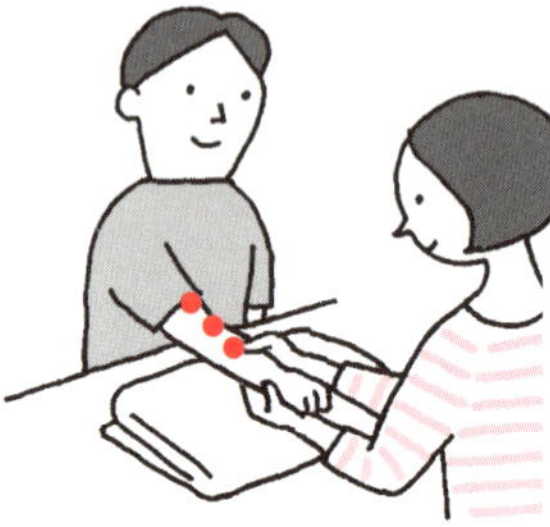

1

相手の手の甲に手のひらを乗せ、深呼吸をして力を抜く。ゆっくりと5つ数える

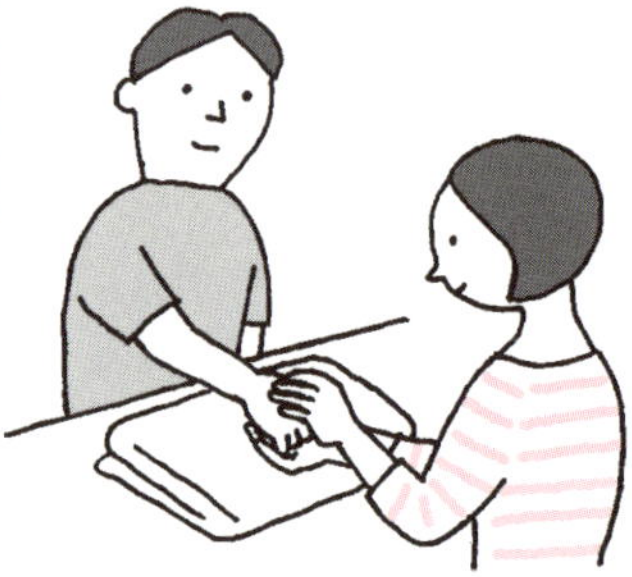

2

ひじから下を3、4箇所、ゆっくり場所を移動しながら握る。
時間があれば、手を替えておこなうとよい。
このとき、もう片方の手は相手の手首あたりにそえておく

POINT

力を強く入れすぎないこと（大福を指で押して、中身のあんこがはみ出さないくらいの強さ）。爪を立てずに、平らに押す

3

手にオイルなどをつけて、両手のひらになじませる。

手の甲からひじに向かって、前腕を秒速5cmくらいのスピードでなでていく。ひじを包んでゆっくり戻る（やりやすいほうの手でOK）

POINT

皮膚表面が動かないくらいの圧でおこなう

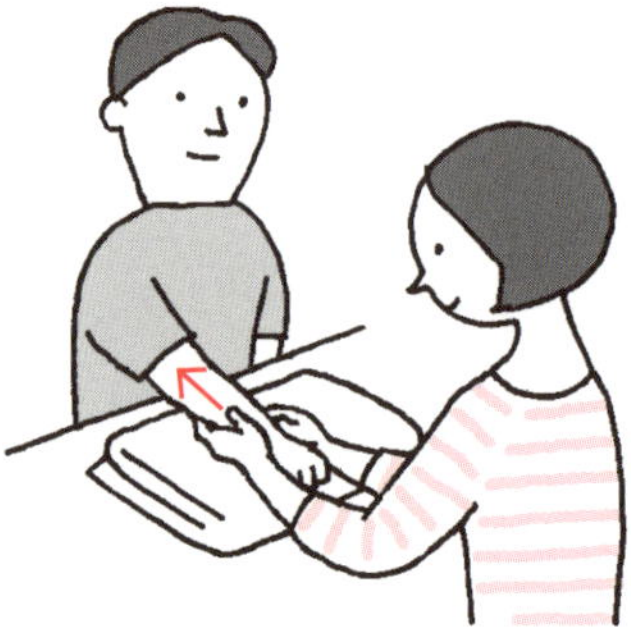

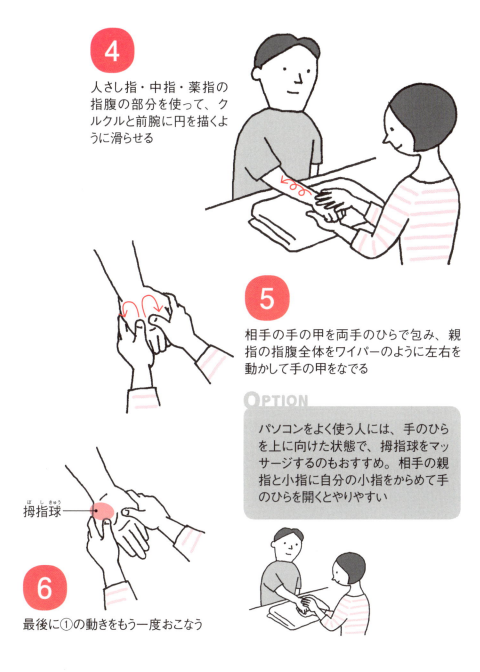

4

人さし指・中指・薬指の指腹の部分を使って、クルクルと前腕に円を描くように滑らせる

5

相手の手の甲を両手のひらで包み、親指の指腹全体をワイパーのように左右を動かして手の甲をなでる

OPTION

パソコンをよく使う人には、手のひらを上に向けた状態で、拇指球をマッサージするのもおすすめ。相手の親指と小指に自分の小指をからめて手のひらを開くとやりやすい

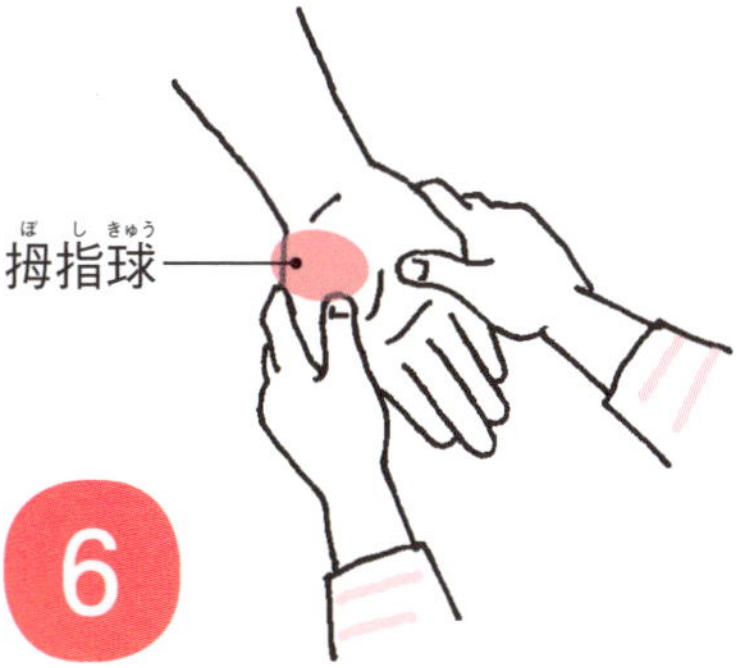

6

最後に①の動きをもう一度おこなう

【座っておこなうペアマッサージ】

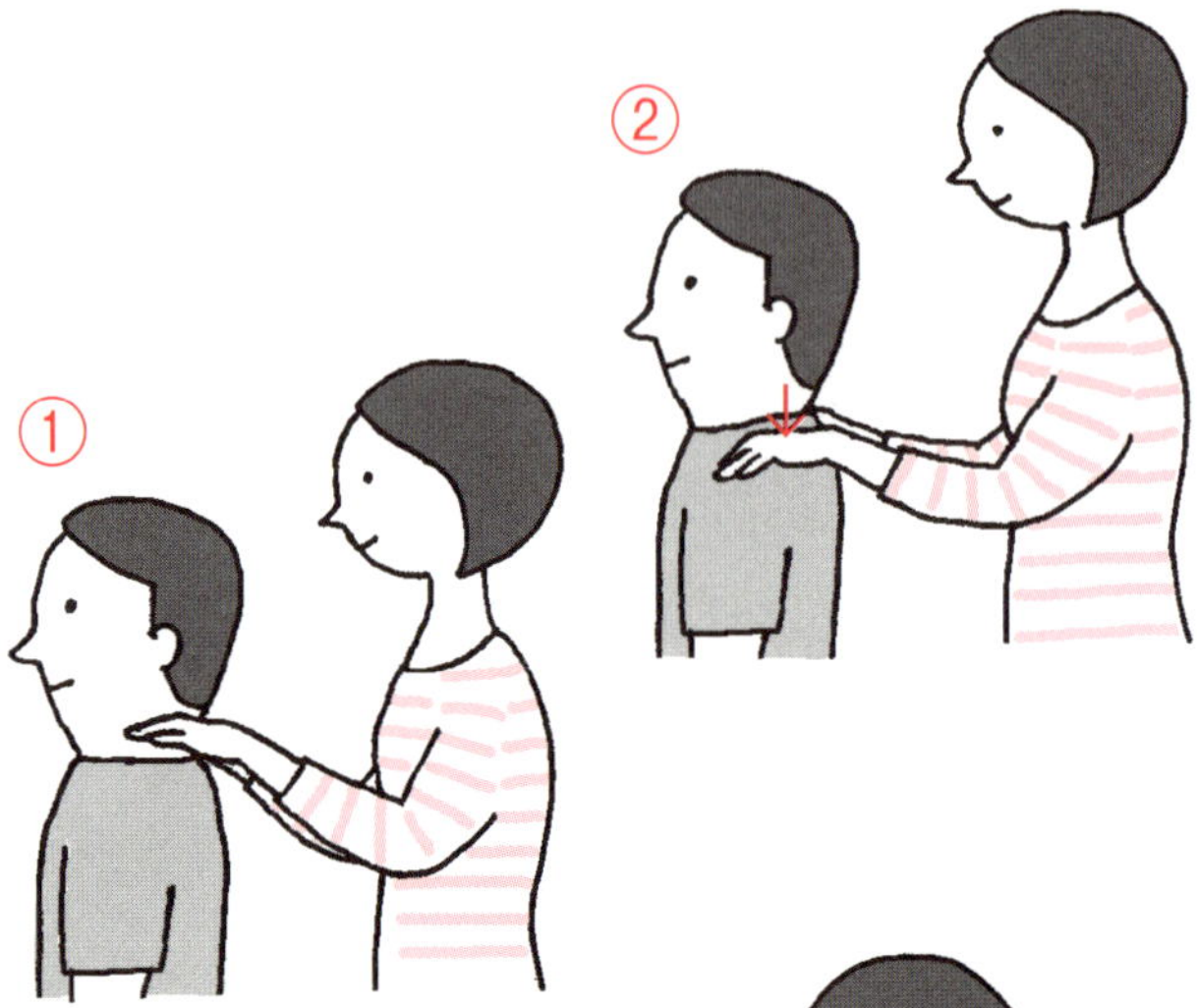

1

相手の体から2、3㎝離れたところに自分の手のひらをかざす。

ゆっくりと相手の肩に手を置いたら、息を吐くようにして脱力し、お互いの体温を感じる。そのままゆっくりと5つ数える

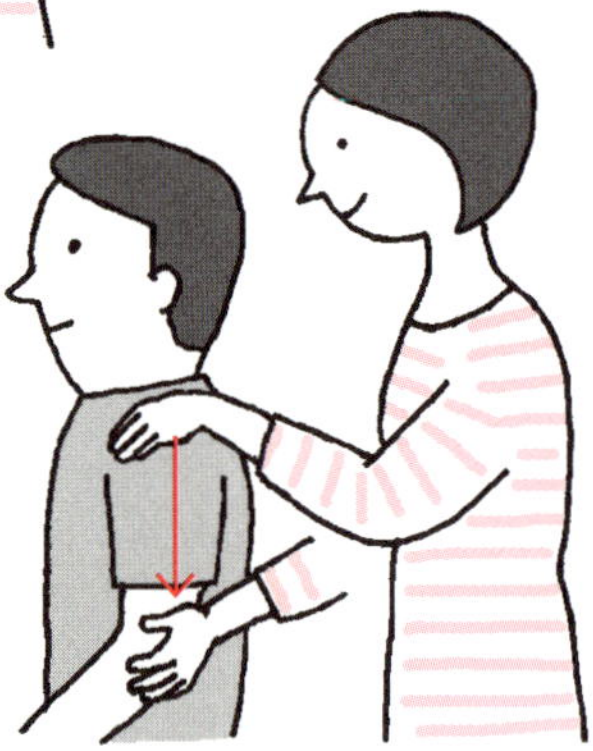

2

手のひら全体をやわらかく密着させたまま、首から肩先までを、秒速5㎝くらいのスピードでゆっくりなでる。2、3回おこない、最後は肩からひじくらいまでなでおろす

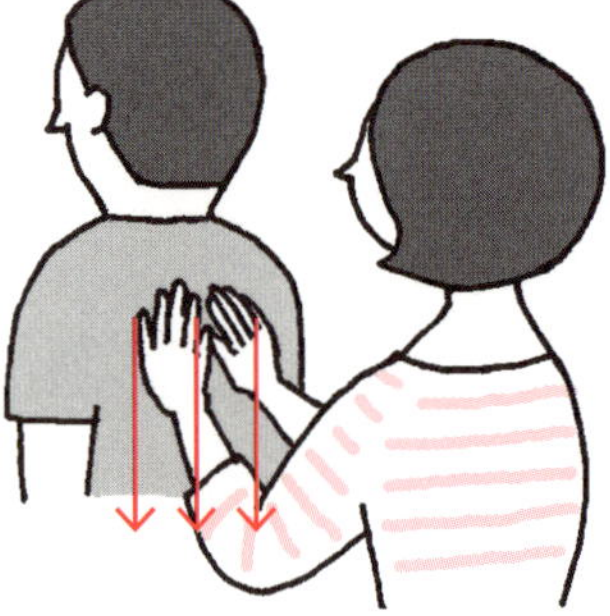

3

両手のひらで、肩先から腰に向かって秒速5㎝くらいのスピードでゆっくりとなでる。
相手の背中全体を右側、中央、左側と3つに分けておこなう

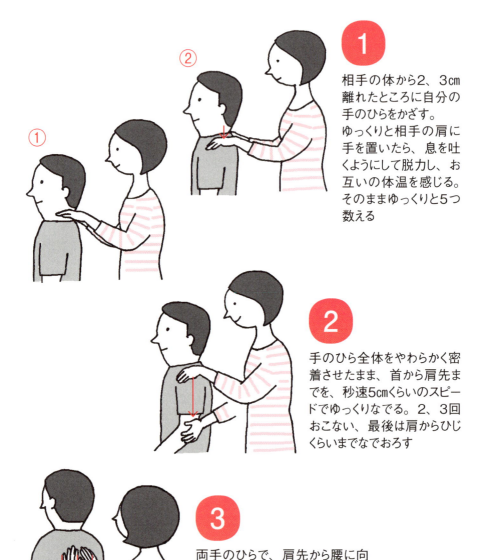

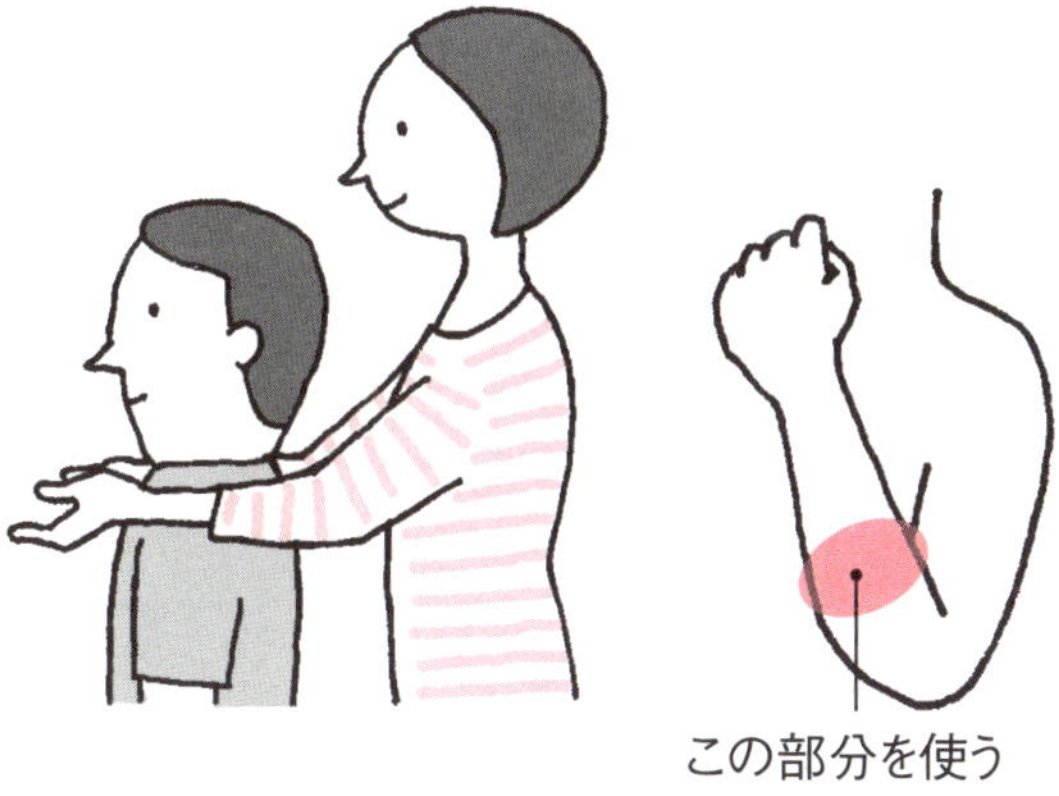
この部分を使う

4

相手の首の付け根に、手のひらを上にした状態で前腕をのせ、手首をだらんと脱力させておく。床と前腕は平行になるようにする。息を吐くようにして脱力した状態をキープすることで、圧がかかる

POINT

前腕の一番ふくらんでいる部分を使う

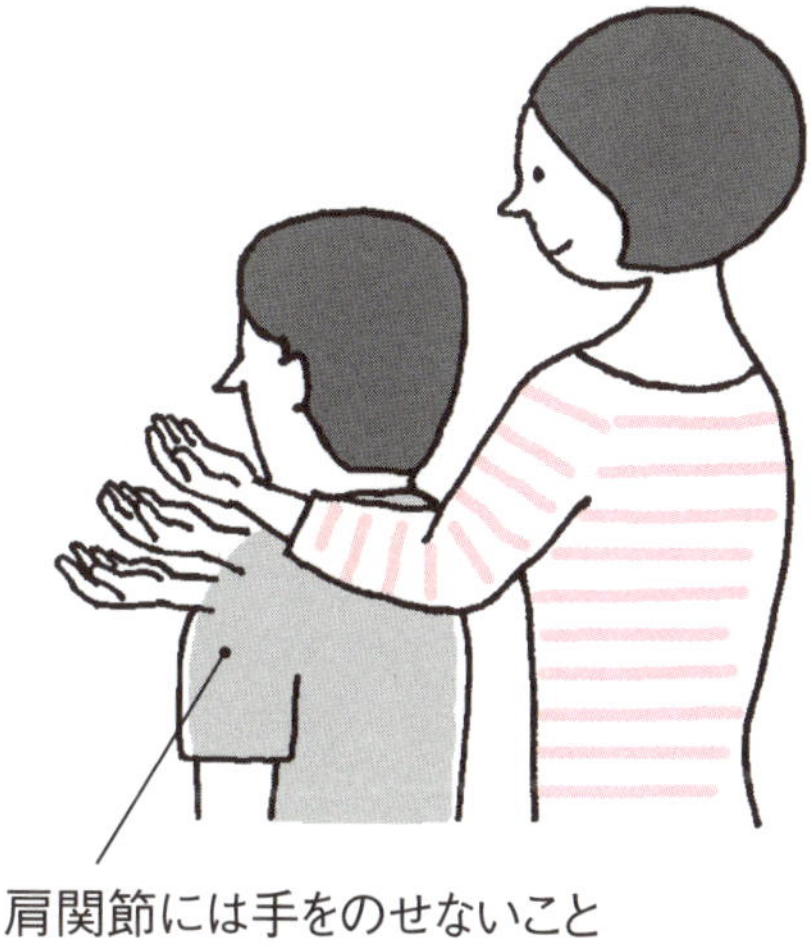
肩関節には手をのせないこと

5

3箇所くらいに分けて位置を少しずらし（肩関節の手前まで）、④同様に前腕をのせ、それぞれの場所で脱力しながら圧を伝える

①

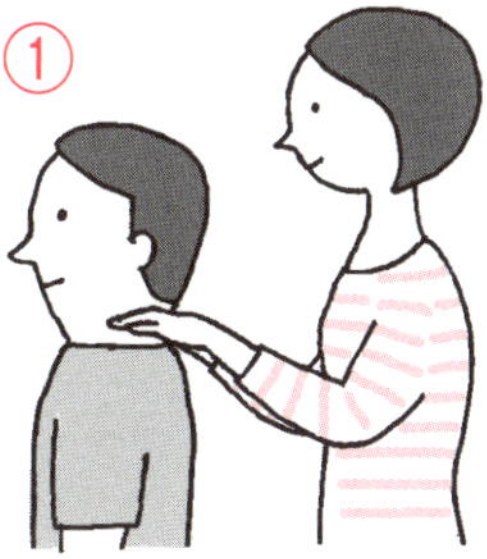

②

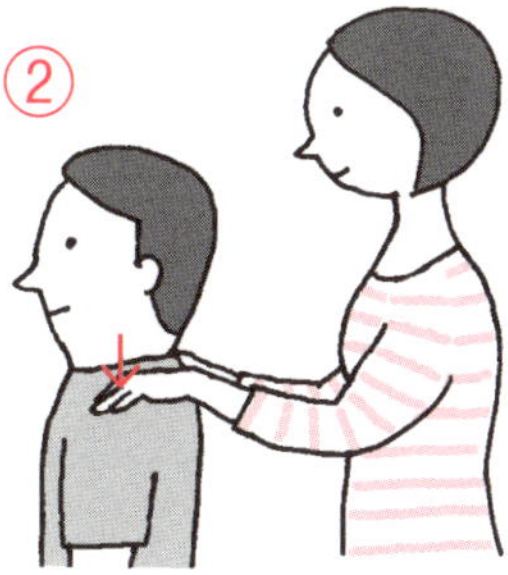

6

最後に①の動きをもう一度おこなう

【寝ておこなうペアマッサージ】

①

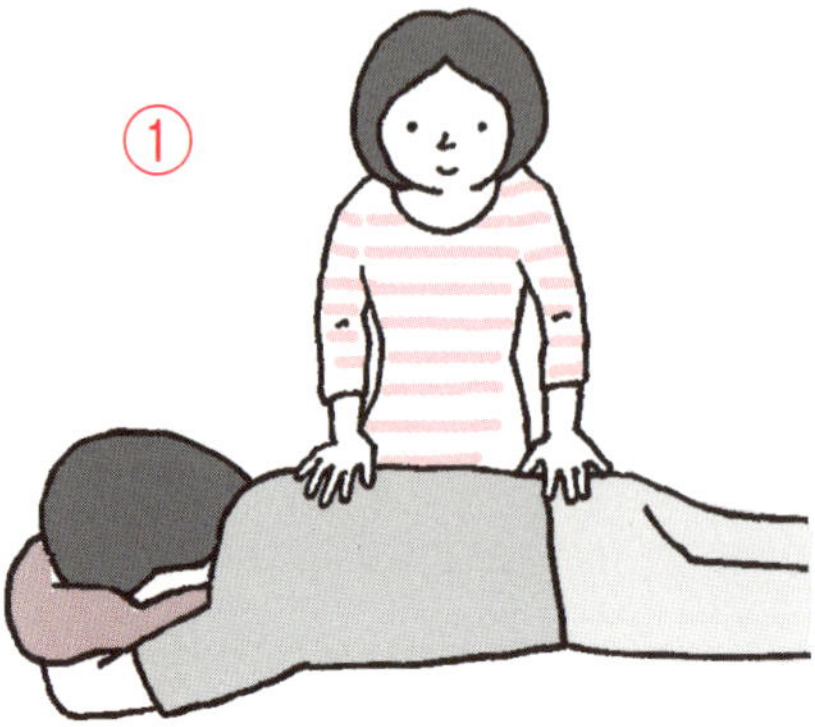

②

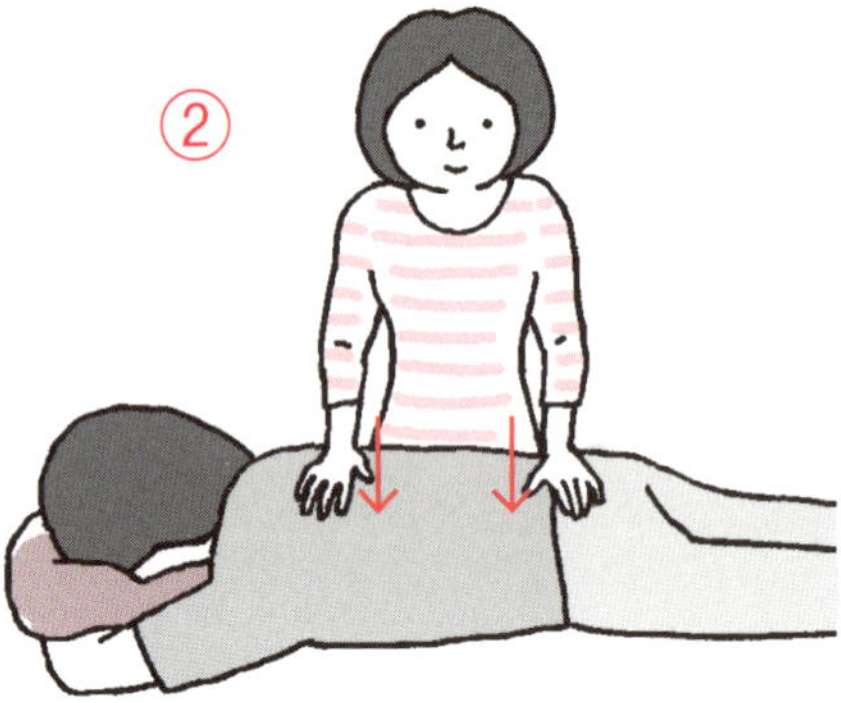

1

相手にうつ伏せに寝てもらい（寝心地がいいように顔の下にクッションなどを置くか、顔を横向きにするとよい）、自分は腰のあたりに座る。

相手の体から2、3㎝離れたところに自分の手のひらをかざす。

相手の肩甲骨のあいだと腰の2箇所にゆっくりと両手を置いたら、息を吐くようにして脱力し、お互いの体温を感じる。そのままゆっくりと5つ数える

2

両手のひらをあばら骨にのせ、そのままゆっくりと5つ数える。

「手を置いているところに意識を向け呼吸してください」と伝え、呼吸を深めてもらう

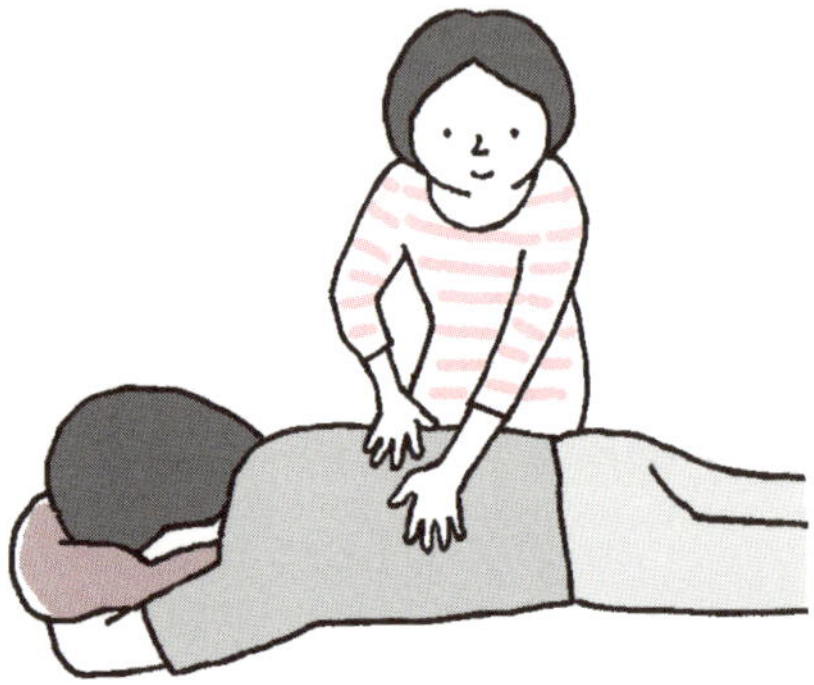

3

手のひらを腰（腎臓の上）にのせ、そのままゆっくりと5つ数える。③同様に、相手に呼吸を深めてもらう

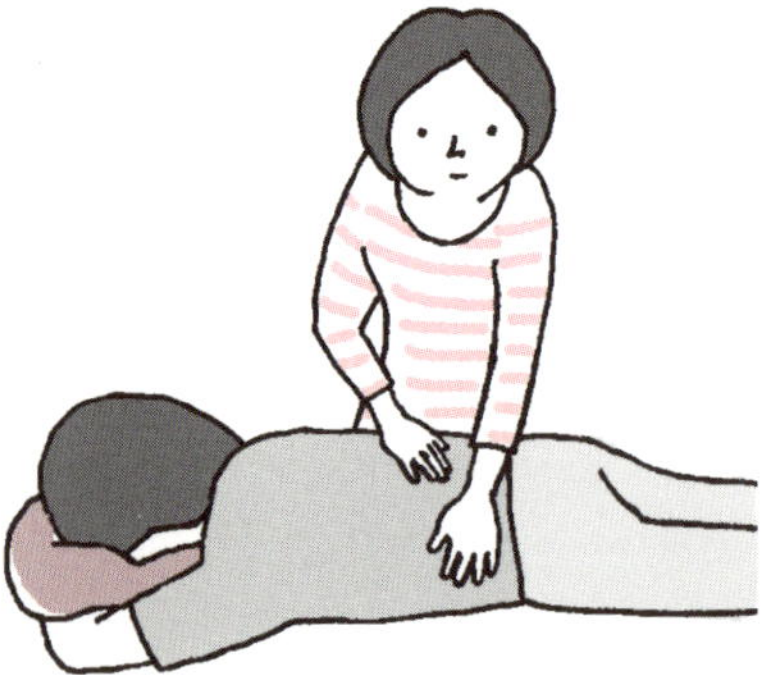

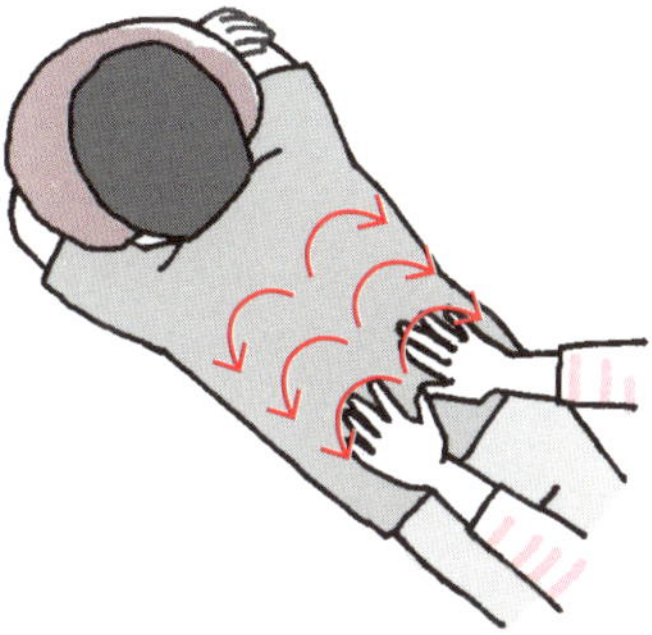

4

相手の体に対して横向きに座り、背中に噴水の水の動きを描くように、秒速5cmくらいのスピードでゆっくりと触れる。

腰から肩を3箇所に分けて、下から上に向かってなでる

5

相手のお尻の横あたりに座り、腰から足先のほうまで、秒速5cmくらいのスピードでゆっくりとなでる。最後は足首から手をすーっと離していく

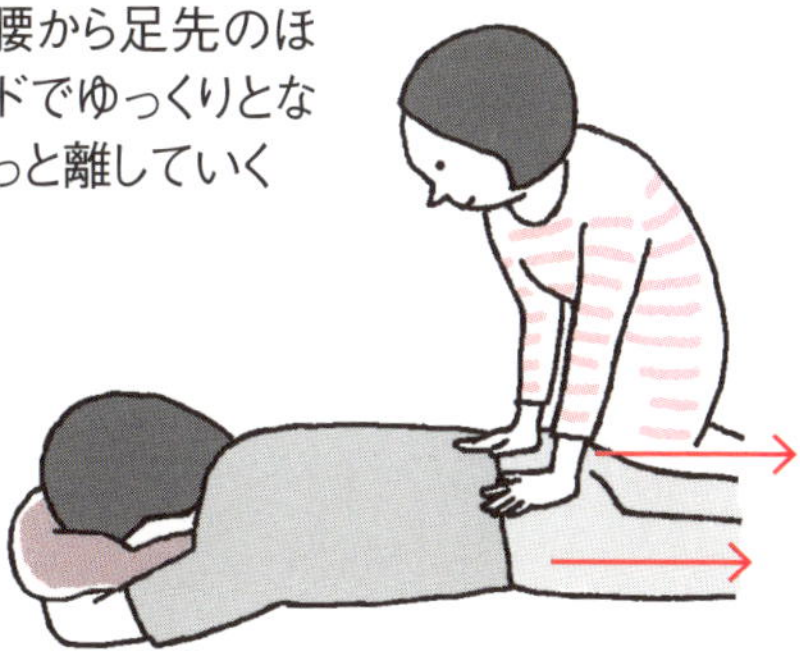

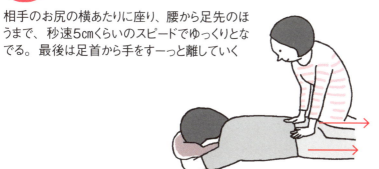

6

立てひざになり、相手の背骨をはさんだ腰の部分に両手のひらを置く。
腰から肩先までをのしのしとクマが歩くようなイメージでゆっくりと往復させる。
肩の部分を念入りにやると気持ちがよい

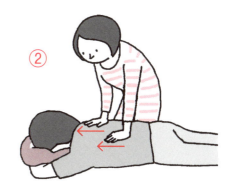

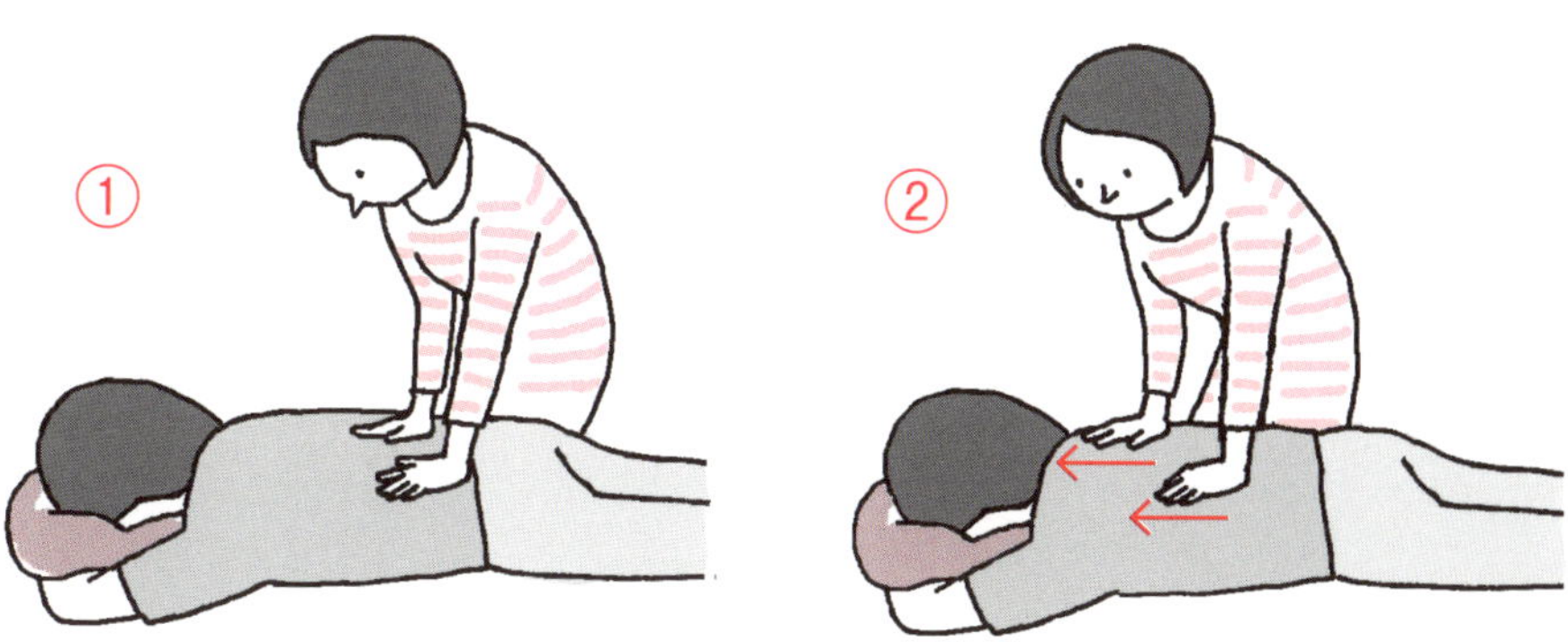

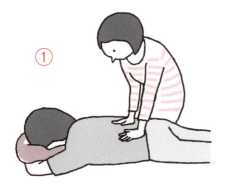

眠気覚まし・リフレッシュに効くマッサージ

ここまで、C触覚線維とオキシトシンに働きかける、リラックス効果の高いマッサージのやり方について解説してきました。特にC触覚線維については、秒速5㎝のスピードがもっともリラックスするとお話ししてきましたが、これを逆手にとって、逆に活性化させるためにマッサージを使うという方法もあります。

それが「タッピング」です。

速い速度で軽くタッチすることで、眠気覚ましやリフレッシュする効果があります。セルフでできるものとペアでできるものをご紹介しましょう。

【セルフでおこなうタッピング】

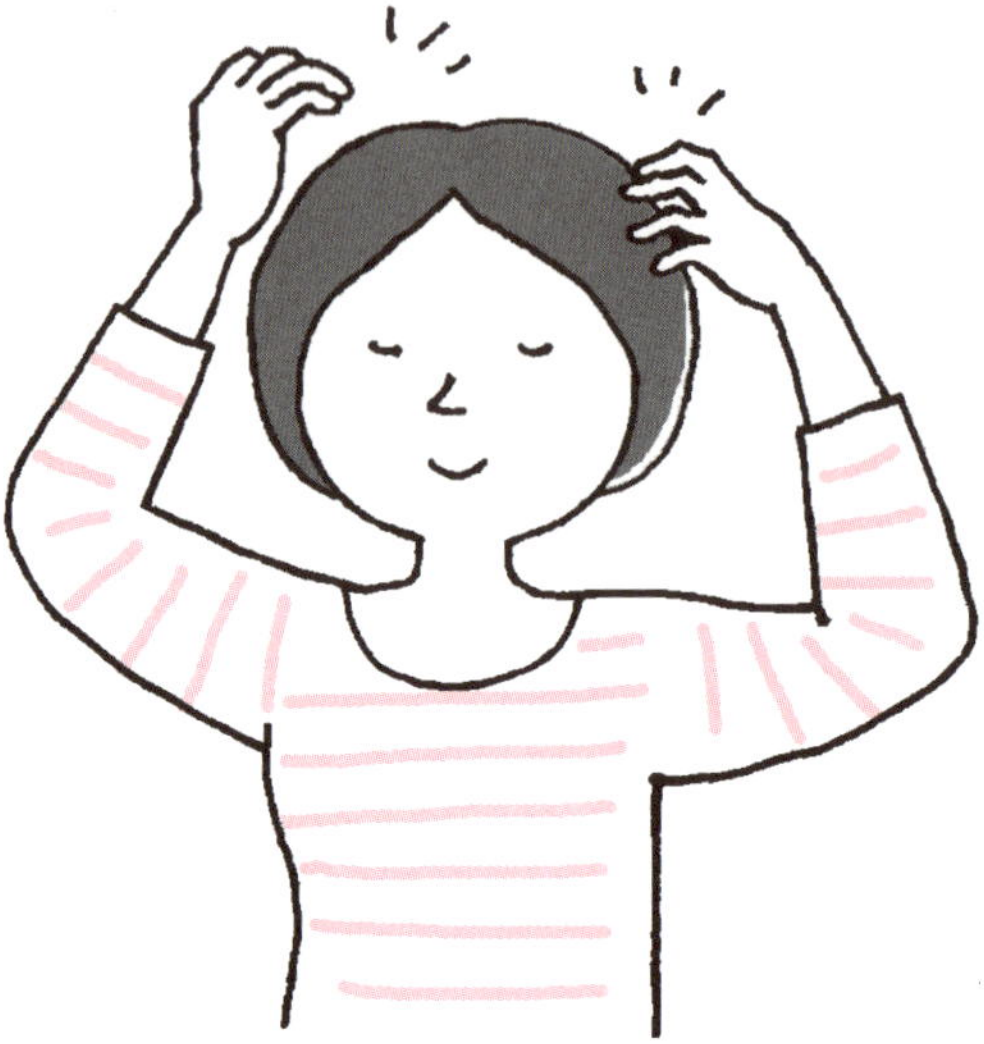

人さし指から小指の4本の指を交互に動かし、頭に雨を降らせるようにリズミカルにタッピングする。頭頂～側頭～後頭部まで、まんべんなくおこなう

【ペアでおこなうタッピング】

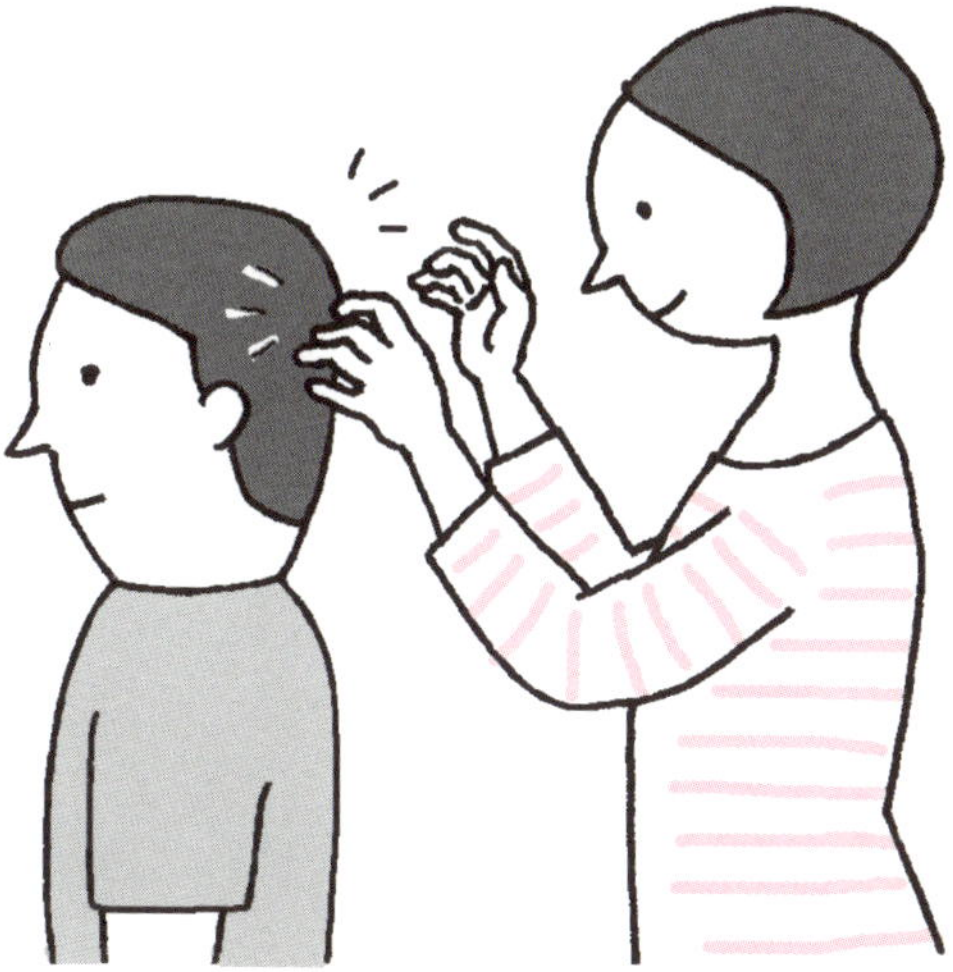

1

人さし指から小指の4本の指を交互に動かし、相手の頭に雨を降らせるようにリズミカルにタッピングする

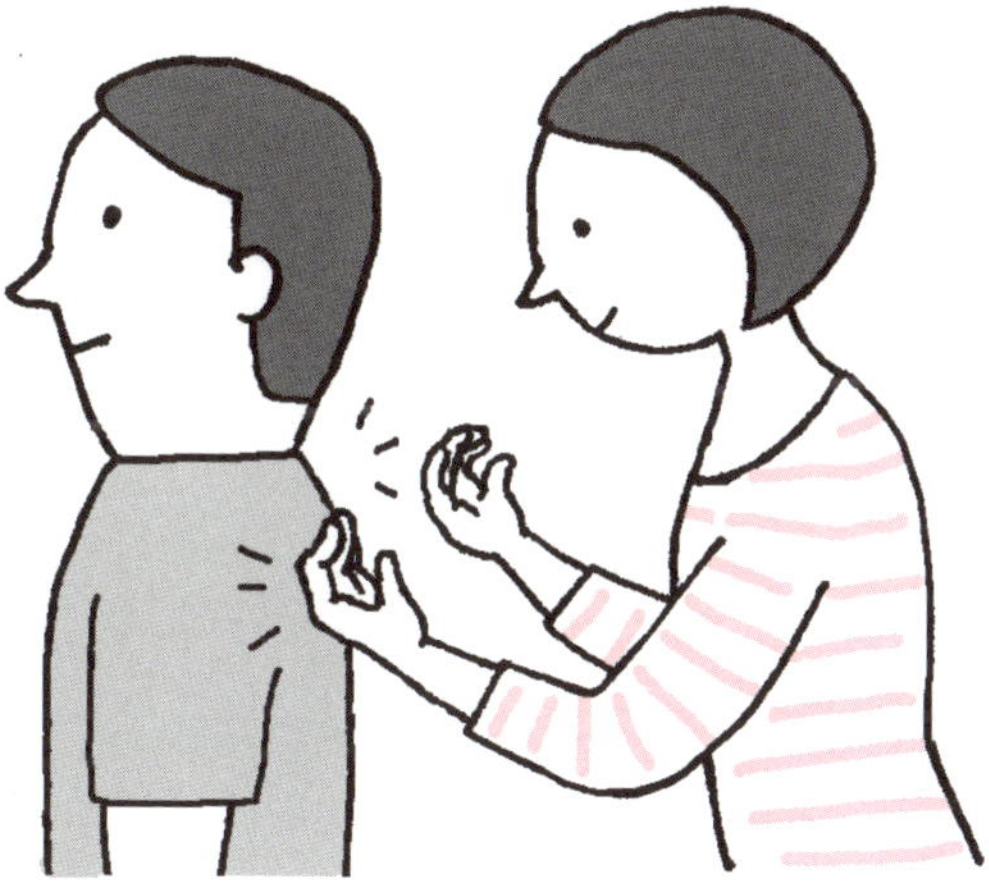

2

軽く手を握り、手の甲を使って、相手の肩から腰全体をリズミカルにタッピングする（ドアをコンコンとノックするくらいの強さ）。

うつ伏せに寝た状態でもおこなうことができる

マッサージは「される」より「する」ほうがいい!?

マッサージは、するよりしてもらうほうがいいと思っていませんか。ところが、オキシトシンの分泌から考えると、そうではないのです。オキシトシンはマッサージを受ける人だけでなく、する人にも分泌されますが、実はする人のほうが多く分泌されるからです。

私もマッサージを受ける人とする人（セラピスト）の両方の、オキシトシンとセロトニンの分泌量を測ってみました。すると、両者ともオキシトシン、セロトニンの量が増えていましたが、マッサージをしたセラピストのほうがより多く分泌されていたのです。マッサージをするときは相手のことを思いながら触れるため、マッサージをしたセラピストのほうがさらに多くオキシトシンが出ているのではないかと私は考えています。

また私は、マッサージをする・されるときの気分についても調べてみました。相手の背中を「なでる」「さする」「タッピング」の3種類の触れ方で触れてもらい、どのような気分になったかを「緊張」「不安」「抑うつ」の3つの気分で測定したのです。

その結果、なでられた人は、抑うつ気分が顕著に低下したのですが、このときなでる人のほうにも、かなり抑うつ気分の低下が見られました。「不安」については、なでる人もなでられる人も、同じくらい大きく低下していました。

人をマッサージすることは、自分のストレス解消にもつながるのです。

【マッサージによるオキシトシンの変化】

マッサージする人（A）と
受ける人（B）

何もしない人（C）

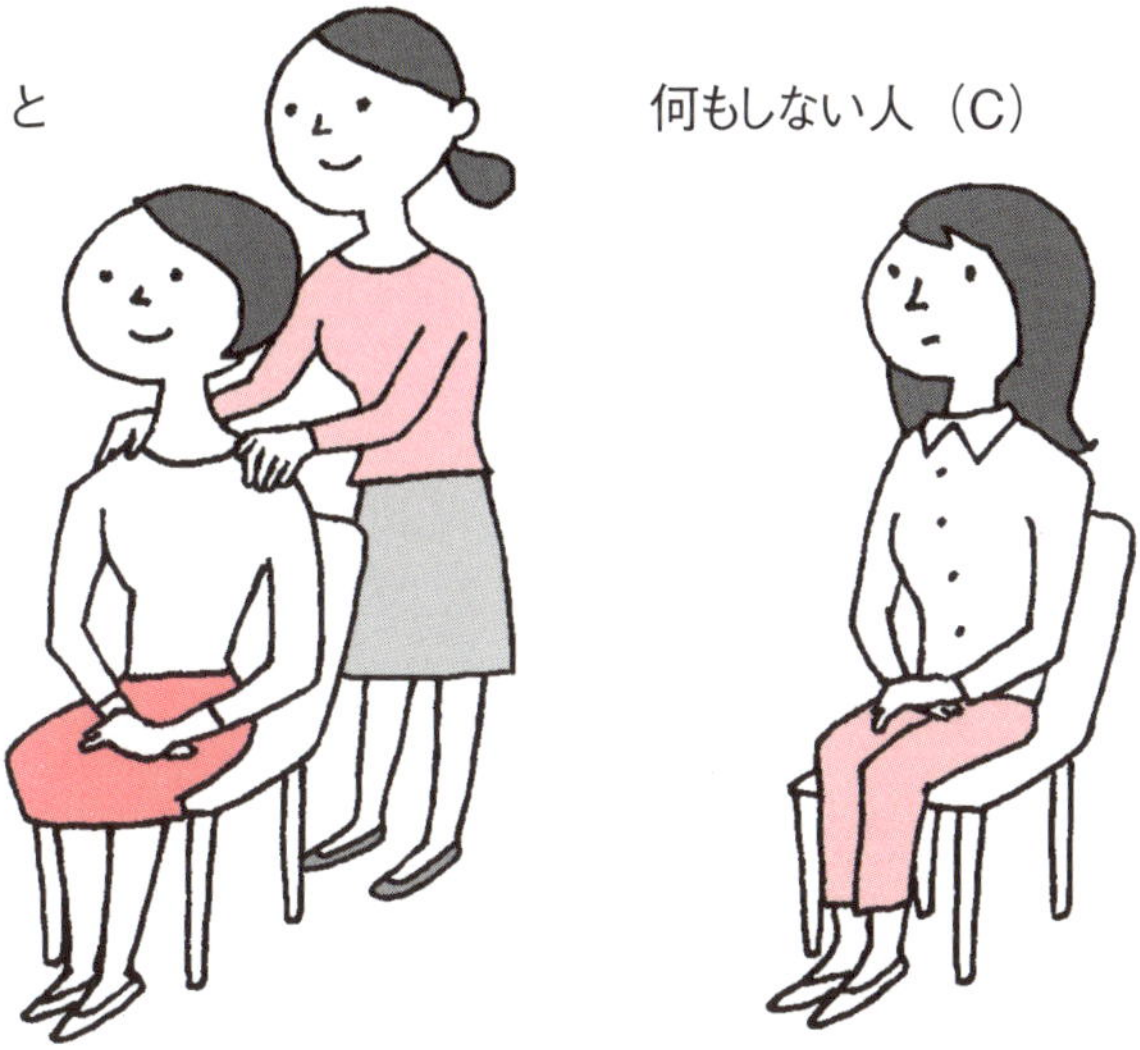

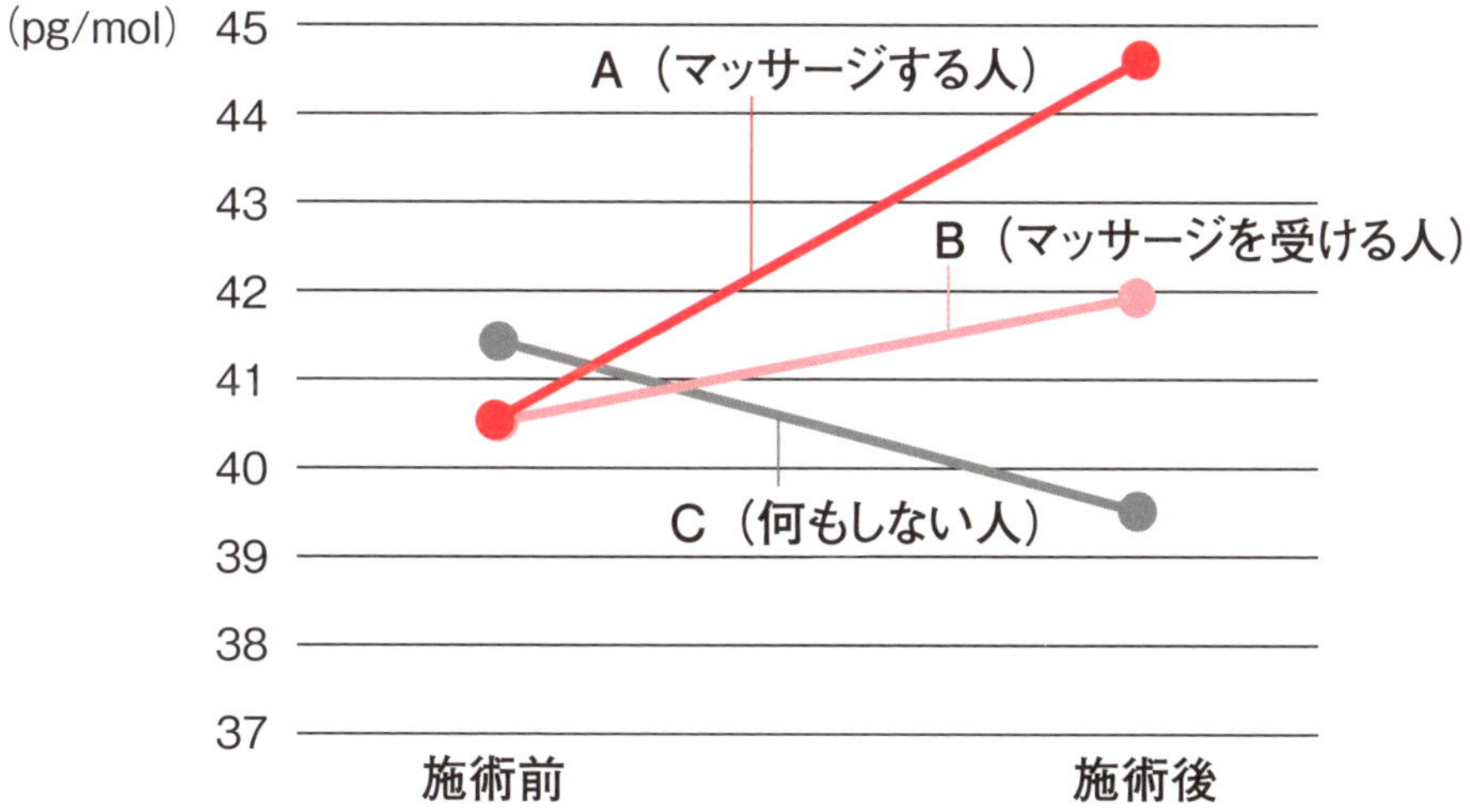

セラピューティック・ケア（33ページ参照）のマッサージを30分肩と背中におこなう人、受ける人、何もしない人を比較。
マッサージを受けた人より、おこなった人のほうがオキシトシンが多く分泌されていた

マッサージが食欲を抑える

食事や運動など、ダイエットに関するさまざまな情報が紹介されていますが、実は皮膚はダイエットにも関係しています。なんと、マッサージにより食欲が抑えられることがわかっています。

これは、脳から分泌されるホルモン・オキシトシンの働きによるもの。オキシトシンは子育てや信頼・愛情などの感情とかかわっているとお伝えしましたが、それだけではないのです。オキシトシンの食欲抑制効果を調べた実験（＊）をご紹介しましょう。

25人の肥満男性にオキシトシンの点鼻薬あるいは偽薬を投与し、メニューから好きなものを選んで食事をとってもらいます。その結果、オキシトシンを投与したほうのグループは平均で122キロカロリーも摂取量が少ないことがわかりました。

これをダイエットに応用するとすれば、日常生活のなかでオキシトシンを増やすような生活を送ることが大切になってきます。そのためには、「今日は食欲を抑えたい」というときにマッサージに行くのではなく、マッサージに行くことを習慣化するといいと思います。

ストレスで暴飲暴食するよりもマッサージに行ったほうが、心にも体にもさまざまなメリットがあると思うのですが、いかがでしょうか。

（＊ハーバード大学神経内分泌学のエリザベス・ローリンの研究）

【オキシトシンが食欲を抑えるしくみ】

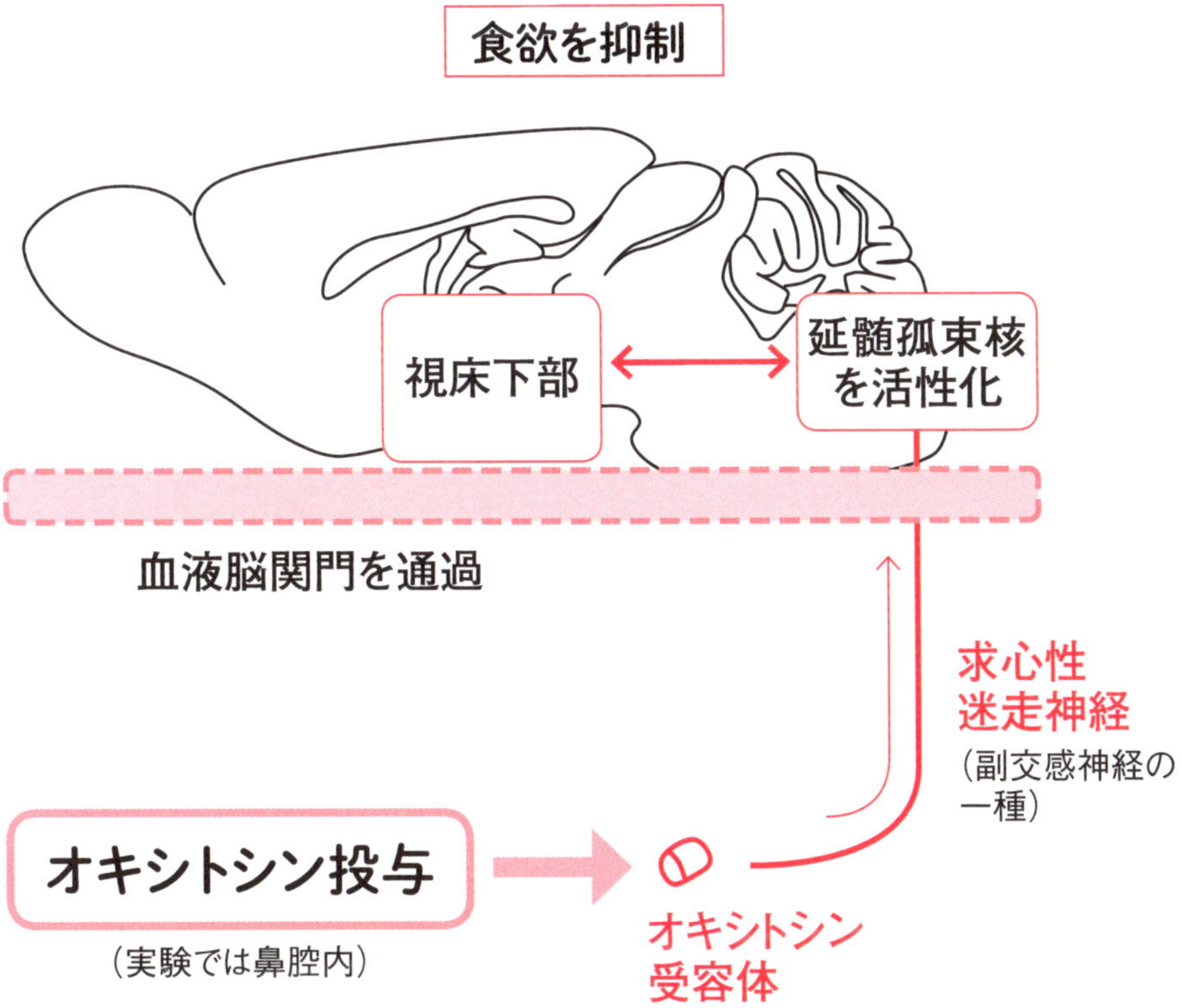

（自治医科大学生理学講座統合生理学部門岩﨑有作助教、矢田俊彦教授の研究、「自治医科大学地域医療オープン・ラボ」2015年5月特別号より改変）

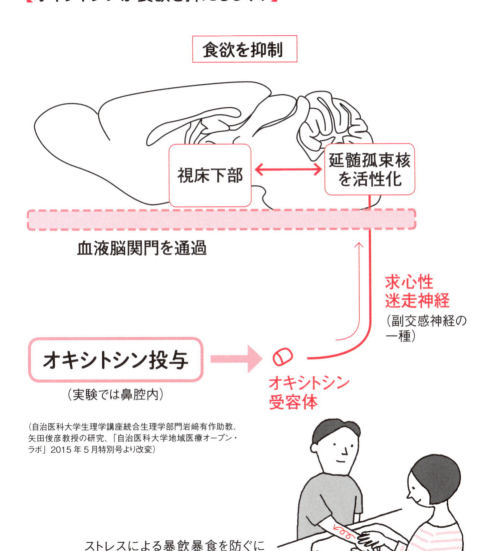

ストレスによる暴飲暴食を防ぐには、日頃からマッサージなどでオキシトシンを増やす生活を心がけよう

ペットとの触れ合いは心に効く

自分は一人暮らしだからスキンシップをする相手がいない、という人でも、C触覚線維やオキシトシンを活性化させる方法があります。それはペットをなでることです。

犬も猫も哺乳類ですから、人間同様皮膚にはC触覚線維があります。毛のある部分、特に前腕や顔を、毛並みに沿ってなでてあげるといいでしょう。

また、動物には互いになめたり毛づくろいをする「グルーミング」という行動がありますが、このグルーミングによってオキシトシンが分泌され、ストレスを解消しているという説があります。

ペットをなでることにより、なでている飼い主もなでられているペットも、オキシトシンが活性化します。ただし、それぞれのペットの性格や好みに合わせた触れ方で、ストレスがかからないようにしてあげてください。

ちなみに、これは犬の場合ですが、飼い主との触れ合いにより、犬と飼い主両方にオキシトシンが分泌されることがわかりました（＊）。飼い主と犬に30分間触れ合ってもらい、犬が飼い主をよく見つめるグループとそうでないグループを比較したところ、犬が飼い主をよく見つめるグループのほうが、飼い主、犬とも尿中オキシトシンの量が多かったのです。

絆が深い飼い主と犬は、見つめ合うだけでもオキシトシンが分泌されているのです。

（＊麻布大学、自治医科大学、東京医療学院大学の共同研究）

【ペットとの触れ合いでオキシトシンが増加】

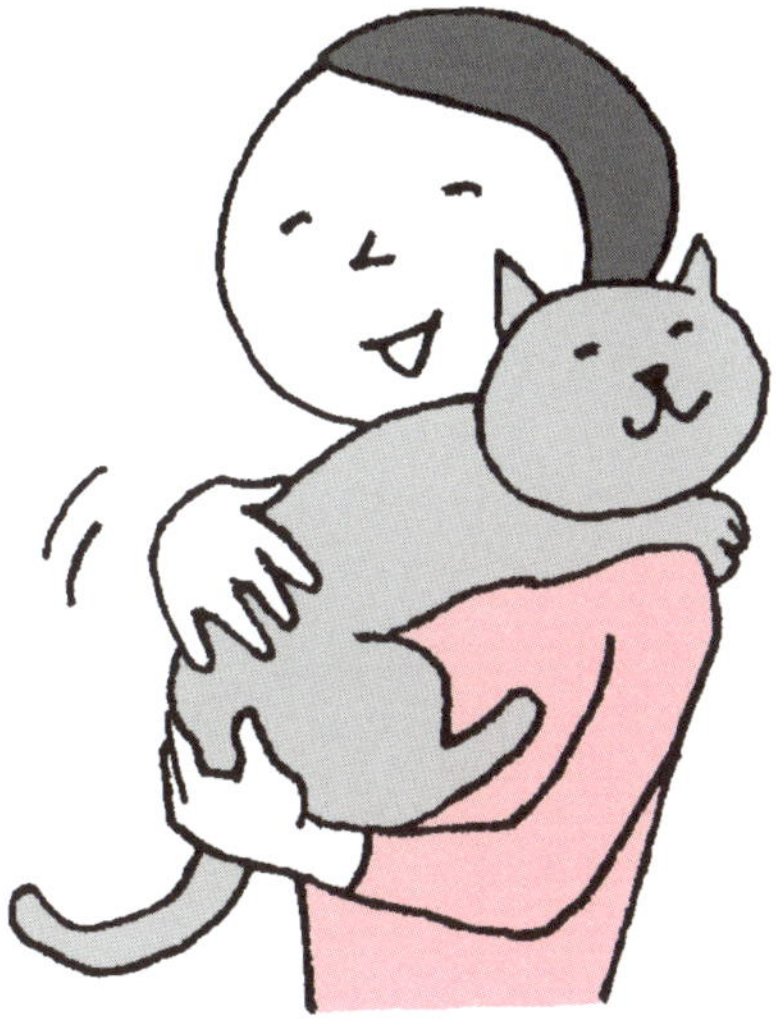

哺乳類である犬や猫もなでられることによりC触覚線維が活性化する

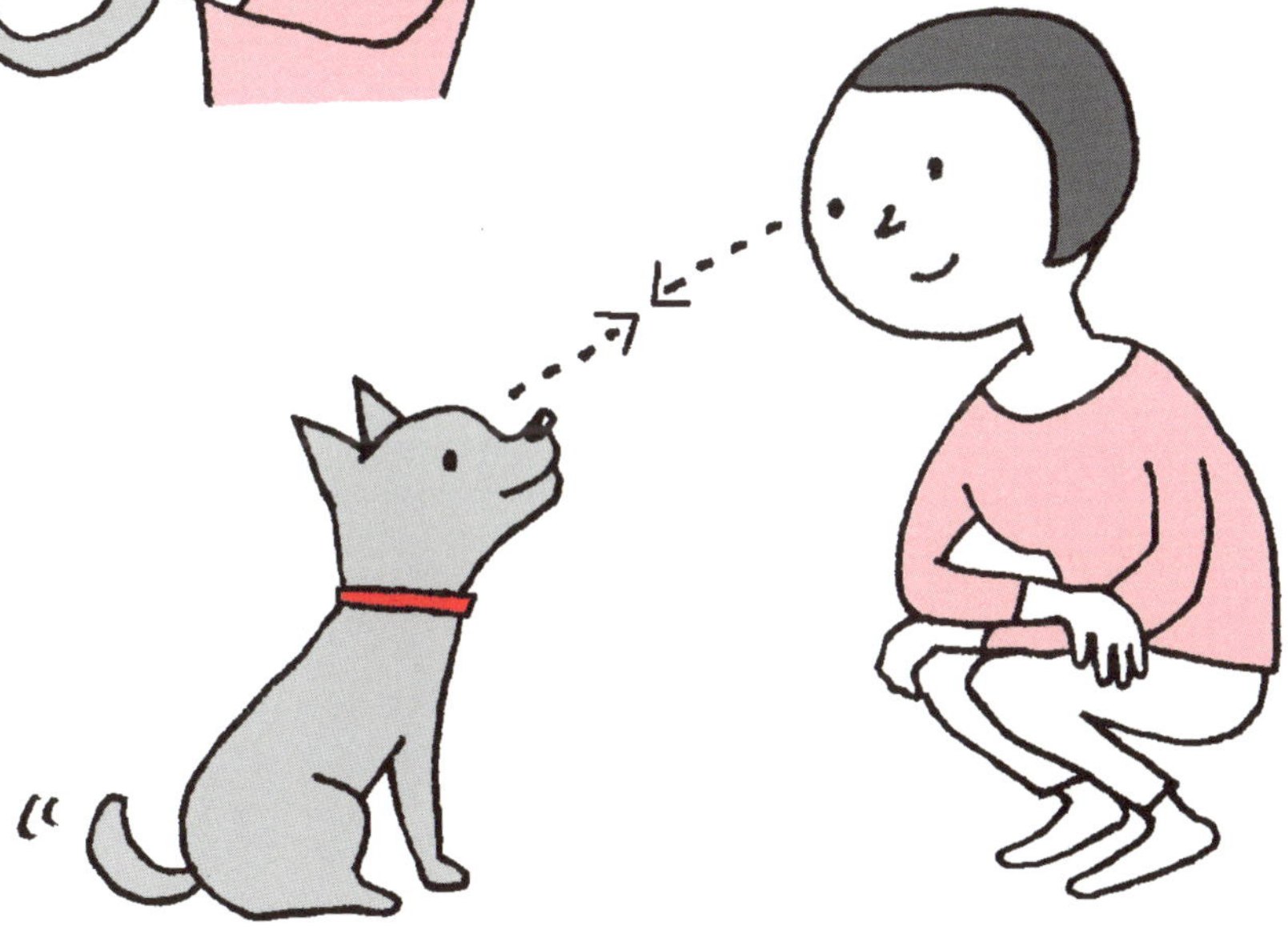

ペットと見つめ合うだけでもオキシトシンが分泌される

さすることで痛みがやわらぐメカニズム

子どもの頃、「痛いの痛いの飛んで行け」といいながら、痛い場所をさすってもらったら、本当に痛みが軽くなった経験はありませんか。

これも気のせいではなく、「ゲートコントロール説」で説明できます。痛みを感じたとき、それが脊髄《せきずい》の神経を伝わって脳に到達するまでのあいだにはゲート（門）があり、ゲートが閉じられているか開いているかによって感じる痛みの程度が異なるのです。

たとえば皮膚で受けた情報は、触覚や圧覚を伝える太いAデルタ線維を伝って脳に届きます。一方、苦痛を起こす痛みを伝えるのは細いC線維で、これらを伝わる信号の相対的な強さの関係で痛みの程度が決まります。実はこの2つの線維は、痛みを伝えるスピードが違います。触覚を伝えるAデルタ線維は、痛みを伝えるC線維より速く脳に届くのです。そこで体をどこかにぶつけたとき、その部位をなでたりさすったりと触覚刺激を与える（Aデルタ線維を刺激する）ことで、痛みを伝えるゲートを閉じ、痛みの感覚をブロックすることができるというわけです。

さらに、触れることで痛みを抑えるしくみには、内分泌系もかかわっています。

1つは前に紹介したオキシトシンです。触れることで分泌されるオキシトシンには、痛みを抑える働きがあります。さらに、触覚の刺激により脳内麻薬とも呼ばれるβ-エンドルフィンも分泌されるため、麻薬様作用で痛みを感じにくくしてくれるというわけです。

【触覚刺激は痛みより速く脳に伝わる】

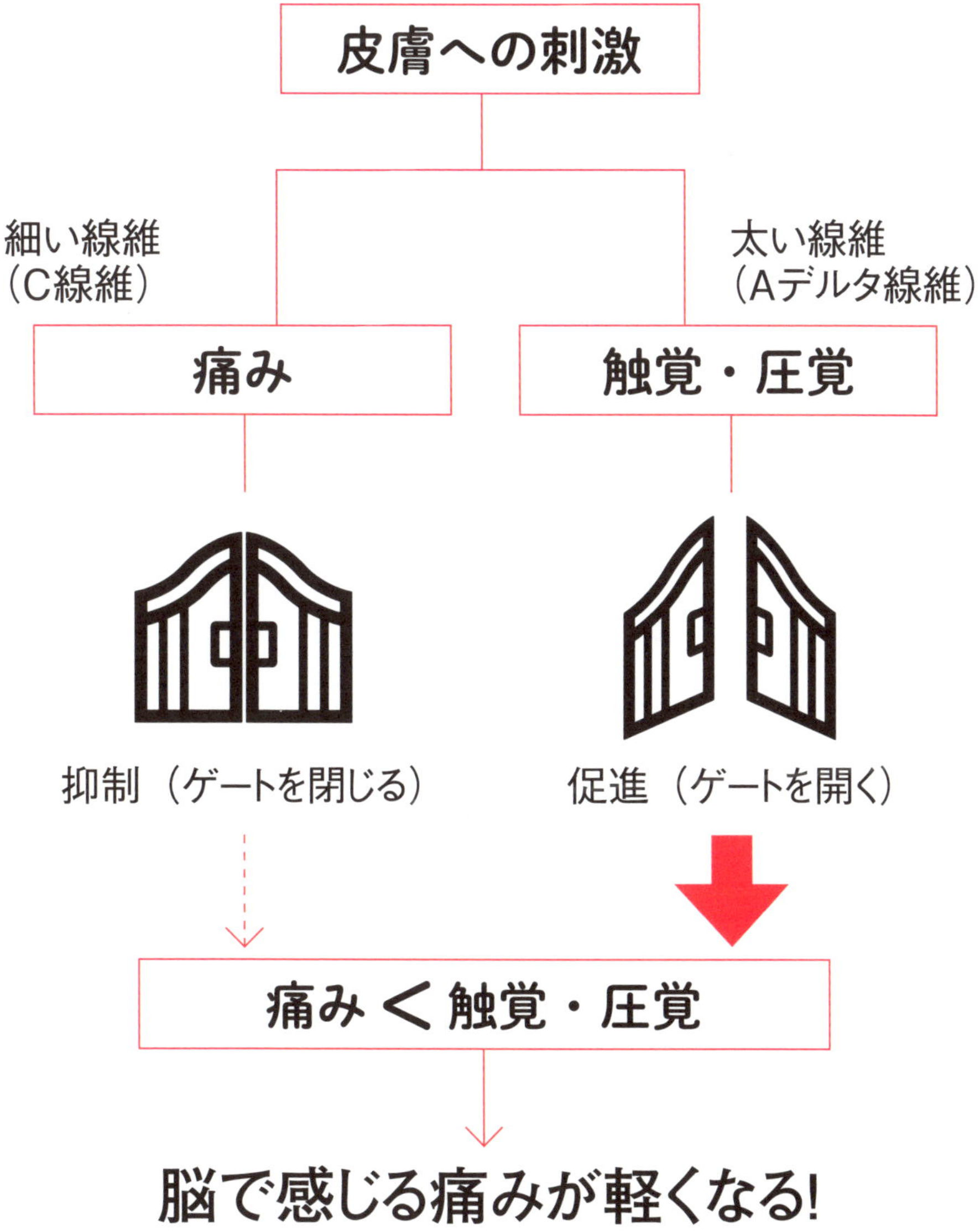

COLUMN

ストレス解消におすすめのマッサージ

この章ではマッサージをおすすめしていますが、ひと口にマッサージといっても、今はさまざまなものがあり、どれを受ければいいのか迷ってしまいますね。そこで、これまで述べてきたようなC触覚線維やオキシトシンの活性化につながるかという点から考えてみましょう。一番のおすすめは、セラピストが直《じか》に体に触れる、手を使ったマッサージです。「皮膚は第二の脳」と前に述べた通り、オイルやクリームなどを使って皮膚に直接刺激を与えたほうが、脳への影響も大きくなります。アロマオイルを使ったマッサージなどは、いい香りを嗅ぐことによる癒やし効果もあるので、ストレス解消には一石二鳥です。

服の上から施術する指圧や整骨、整体などは、こりや痛み、疲労回復などにはいいと思いますが、「心まで癒やす」という意味では、やはり直接肌に手を触れるマッサージのほうに軍配が上がります。

C触覚線維が多い顔をマッサージしてもらうのもいいですね。エステなどのフェイシャルマッサージには美容効果を期待する人が多いと思いますが、心にもとてもいいものです。

なお、日本で「マッサージ」をおこなうには、あん摩マッサージ師免許か医師免許が必要なため、それ以外のお店では「トリートメント」という表現をするのが一般的となっています。この本では、トリートメントという意味でマッサージという言葉を使っています。

LESSON 2

人間関係がうまくいく「肌セラピー」

仕事、結婚生活、子育てのヒント

「直接会う」と心の距離も近くなる

インターネットの普及により、遠く離れた人とでも瞬時にやりとりできるようになりました。画像や音声などのデータなども送れるので、仕事などの場合でも、直接会わなくても一見何の支障もありません。では「皮膚」の面から見たコミュニケーションとしてはどうでしょうか。

参加者に、ある人物に異なる方法で出会ってもらい、その印象を評価してもらった実験があります（＊）。方法は、

・触覚のみ……身体接触だけ（目隠しをして話しはしない）
・視覚のみ……見るだけ（話しはせず、目隠しも接触もなし）
・聴覚のみ……言葉だけ（接触なし、目隠しをする）

の3つ。その結果、触覚だけの出会いでは「信頼できる、温かい」という印象、視覚だけの出会いでは「冷たい」という印象、聴覚だけの出会いでは「距離がある」という印象を持たれることがわかりました。つまり触覚は、視覚や聴覚よりも、相手に対して親密さや温かさを持ちやすいということです。

メールや電話では情報は伝わりますが、心の距離までは縮めることができません。人と直接会う機会が減っている今こそ、「触れる」ことの大切さを見直してほしいと思います。

（＊アメリカの心理学者バーディーンの研究）

【コミュニケーションのとり方で印象が変わる】

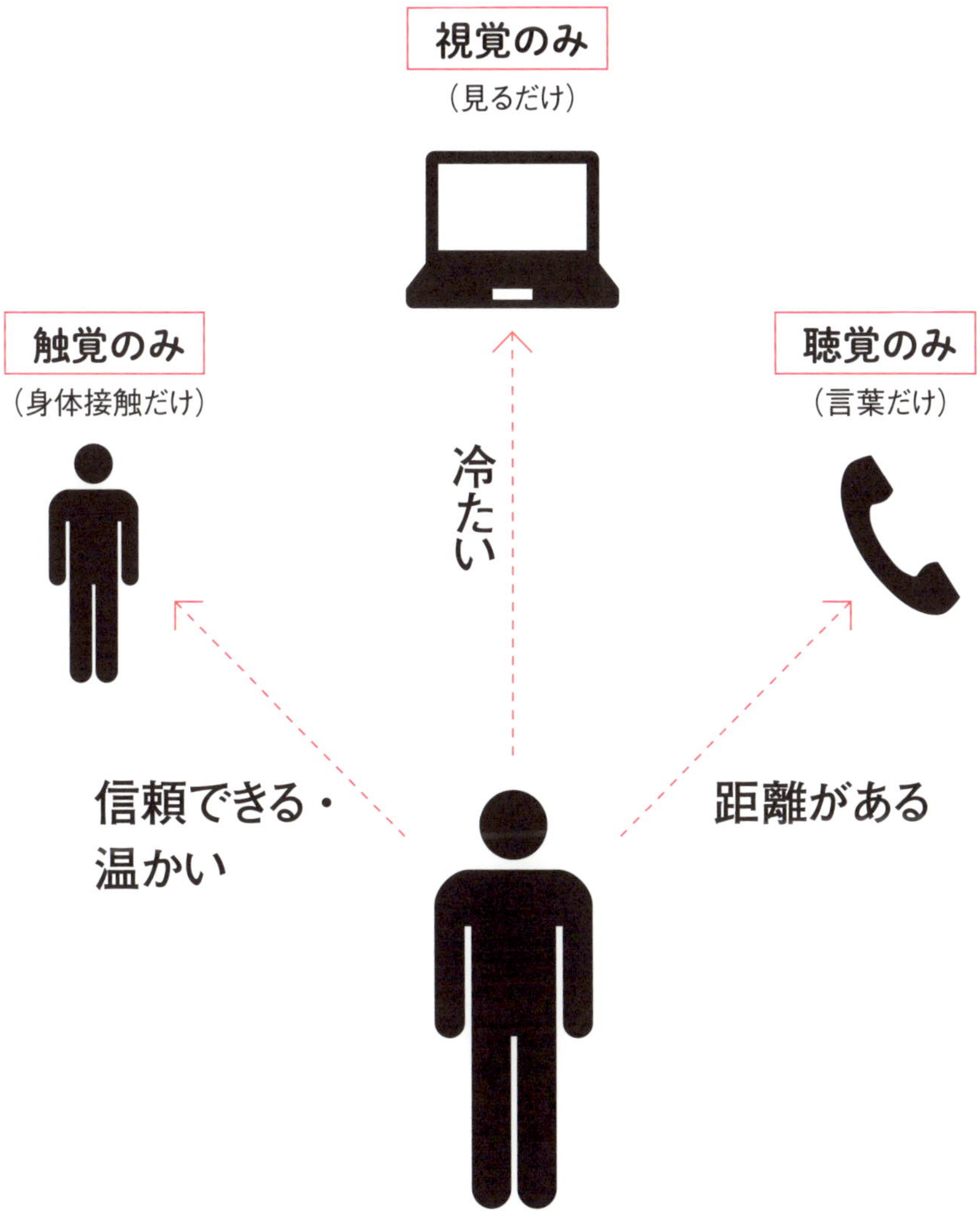

メールや電話は便利だが、直接会うことのメリットは大きい

体を温めると、心までほっこりする

「触れる」際は、皮膚が感じる温度が心に大きな影響を与えています。

ホットコーヒーを使った、こんな実験（＊）があります。

彼らは参加者を実験室に連れて行くエレベーター内で、参加者にホットコーヒー、もしくは冷たいコーヒーを持っていてほしいと頼みました。そうして実験室に入ったあと、参加者に架空の人物の特徴が書かれたリストを読ませて、その人物の印象について評価してもらったのです。

すると、ホットコーヒーを持った人はその人物の印象を、「親切」「寛容」であると評価しました。さらに実験の謝礼として「友人へのギフト」と「自分のための品」のどちらかを選択するように依頼すると、手を温めた人の多くは、「友人へのギフト」を選びました。そのあとの実験でも、皮膚を温めた人は人への信頼感が増し、人との対人距離が短くなることもわかりました。

つまり、手を温めた人のほうが、人に対して好意的になったといえます。これは、手だけでなく、体のどの部位を温めても同じでした。

体が温かいと心も温かくなるのは、脳にある島皮質と線条体《せんじょうたい》と呼ばれる部分が反応しているからです。

【冷えや温かさは脳にも影響する】

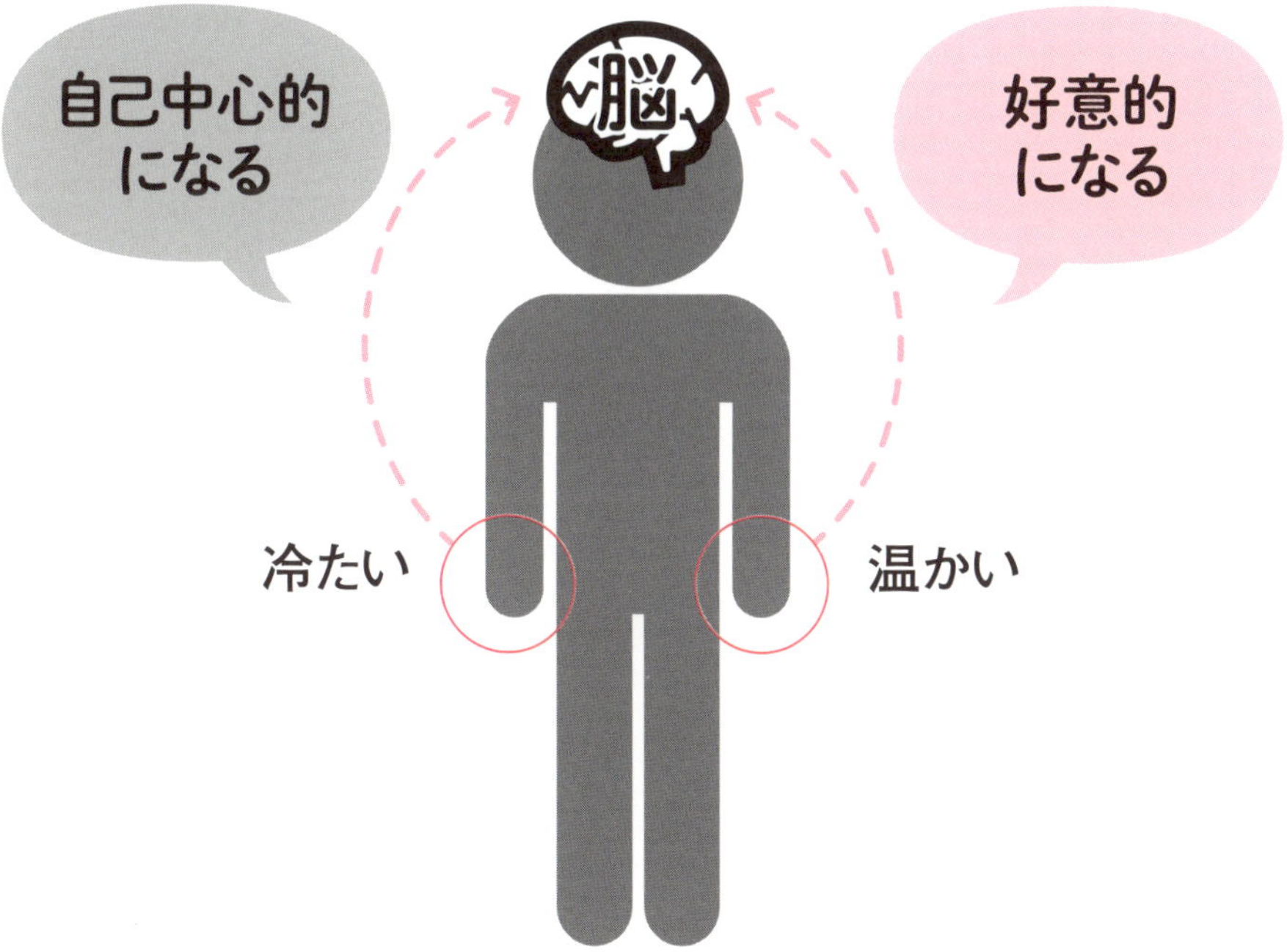

島皮質と線条体は、体の温かさを感じると活性化しますが、同時に心理的な温かさでも活性化するため、優しさや思いやりといった温かい気持ちを持ちやすくなるのです。

反対に、体が冷やされたときには、ストレスに反応する脳の扁桃体が活性化してしまいます。扁桃体は不安や恐怖など、ネガティブな感情を呼び起こしてしまうため、体が冷えたときには人間関係でも信頼感や思いやりの心が持てなくなってしまうのです。

相手との距離を縮めたいときは、部屋を暖めることからはじめてみてはいかがでしょうか。

また、自分の気持ちを整えたいときは、お風呂や温泉などで全身を温めるのもおすすめです。

（＊アメリカの行動経済学者ローレンス・ウィリアムズ、ジョン・バーグの研究）

やわらかいものに触れると、やさしくなれる⁉

次に、肌触りが心の状態に影響することを示した実験をご紹介しましょう（＊）。

通行人64人に、5ピースのパズルをやってもらいます。このとき半数には滑らかな布で覆ったピースを、残りの半数には粗いサンドペーパーで覆ったザラザラしたピースを使ってもらいました。その後、全員に宝くじをあげて、それを相手と分け合うゲームに参加してもらいました。

すると、滑らかなピースを触ったほうのグループの7割は、もらった宝くじを相手と協調的に分ける一方、ザラザラしたピースを触ったほうのグループの75％の人たちは、自己中心的な分け方をしたのです。

このことから、触り心地がいいものを触ると、人は無意識のうちに人に優しくなったり、協調的になったりすると考えられます。反対に触り心地が悪いものを触ると、自己中心的になったり、人を思いやれなくなったり、人に対して厳しい評価をしがちになってしまうのです。

触覚が、その肌触りと似た心の状態をつくり出すということを知っておくと、仕事や人づきあいといったさまざまな場面でも応用できます。

たとえば打ち合わせをする際は、硬いイスよりやわらかいイスを使ったほうが、スムーズに話がまとまるかもしれません。

（＊アメリカの心理学者ジョシュア・アッカーマンらの研究）

【話し合い、打ち合わせ成功の秘訣はイスにあり!?】

・硬いイス、肌触りがよくないイス

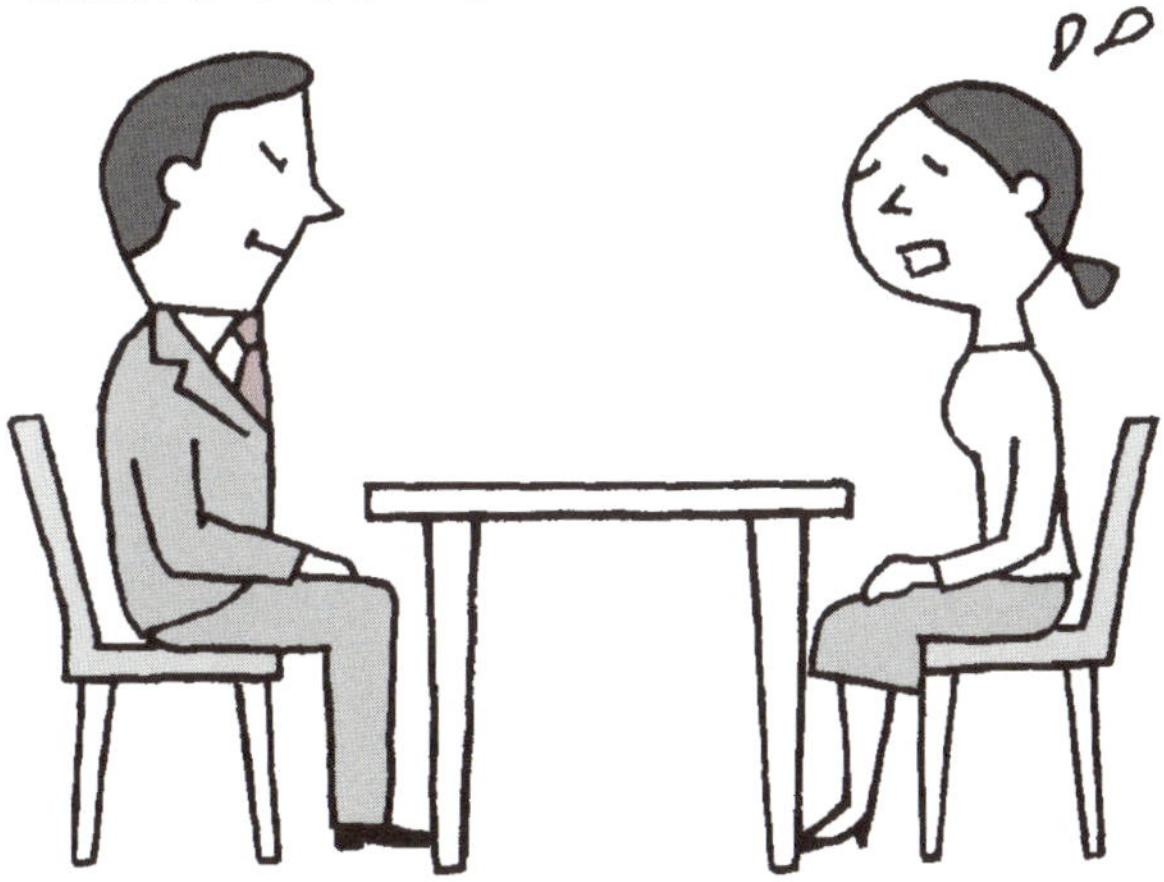

自己中心的になったり、相手に対して厳しい評価を下しがちに

・やわらかいイス、肌触りがいいイス

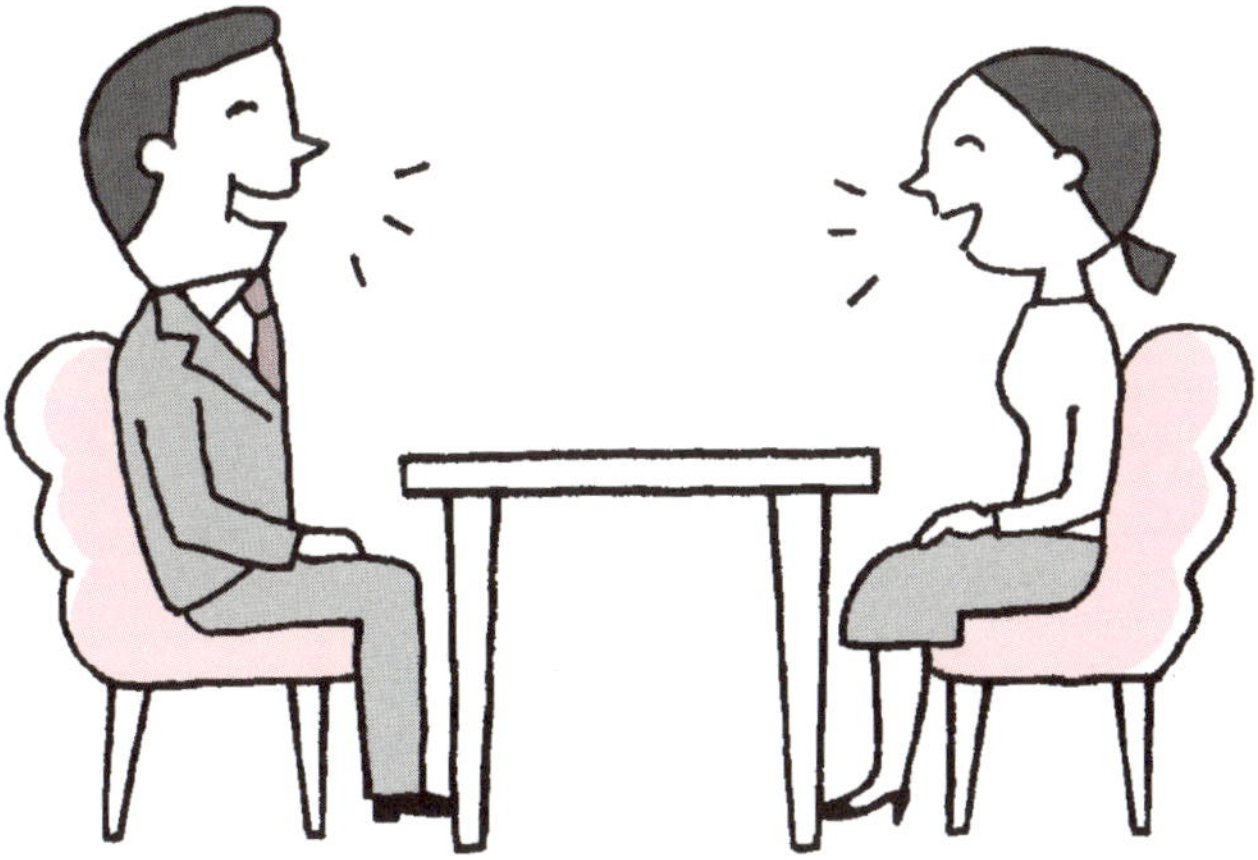

協力的になったり、無意識のうちに相手に優しくなる

心地いい距離感はどれくらい？

親しい人の場合、距離が近くても緊張することはありませんが、電車のなかなど見ず知らずの人がそばにいると、少し肩が触れただけで不快に感じたりします。これには「パーソナルスペース」が関係しています。パーソナルスペースは、細かく見ると４つに分かれています。

１つめは公的ゾーン。大体３・５ｍ以上で、講演会などをするときのような距離感です。

２つめは社会的ゾーンです。１・２〜３・５ｍの距離で、体に触れることはできませんが、会話はできるくらいの近さです。

３つめは、友人と話すときなどの対人的ゾーンです。45㎝〜１・２ｍの、手を伸ばせば相手に触れることができるくらいの距離です。

４つめは、もっとも近い親密ゾーン。すぐに体に触れることができる45㎝以下の距離です。このゾーンに入れるのは家族や恋人などの親しい間柄に限られます。一方で、親しくない人がこの距離に入り込むと不快に感じます。

パーソナルスペースのとらえ方は、そのときの状況や文化の違いなどによっても変わってきます。ハグやキスの習慣がない日本人は、欧米人に比べてパーソナルスペースが大きく、近づくことや触れることに過剰に反応してしまう傾向があるといえるでしょう。

【パーソナルスペースには4つある】

公的ゾーン

講演会などの距離感
（他人）

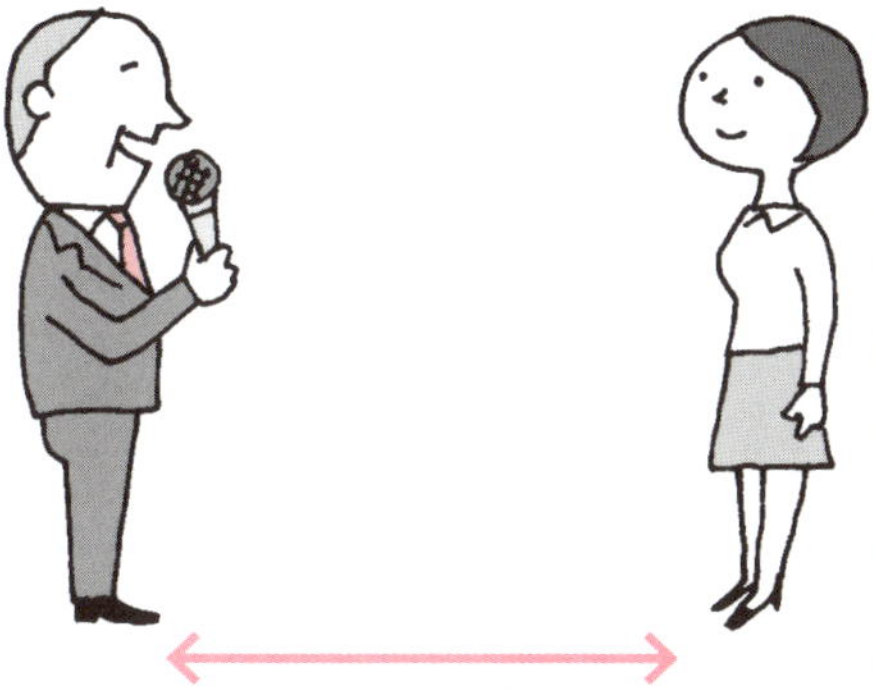

3.5m 以上

社会的ゾーン

体には触れないが会話はできる
（職場の人、知人）

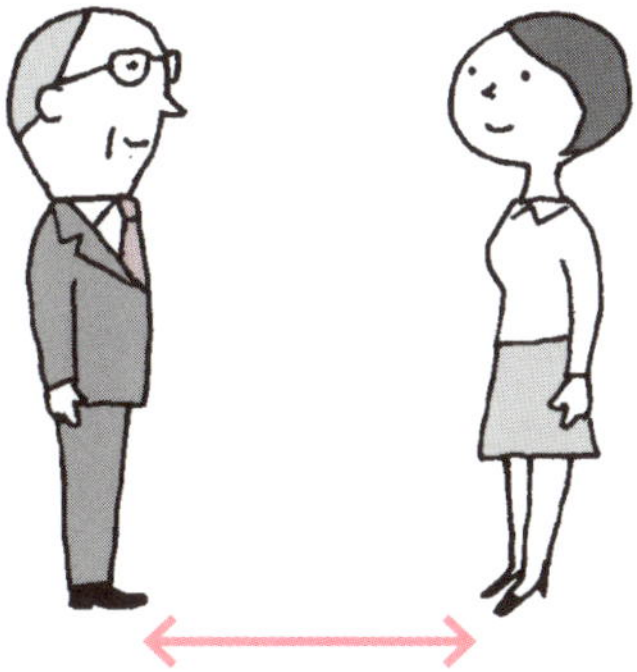

1.2 ～ 3.5m

対人的ゾーン

手を伸ばせば相手に触れられる
（友人）

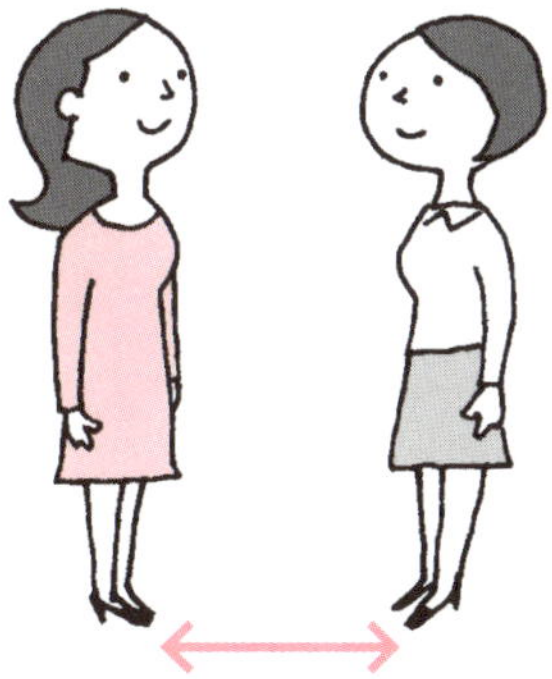

45cm ～ 1.2m

親密ゾーン

すぐに体に触れられる
（恋人、家族）

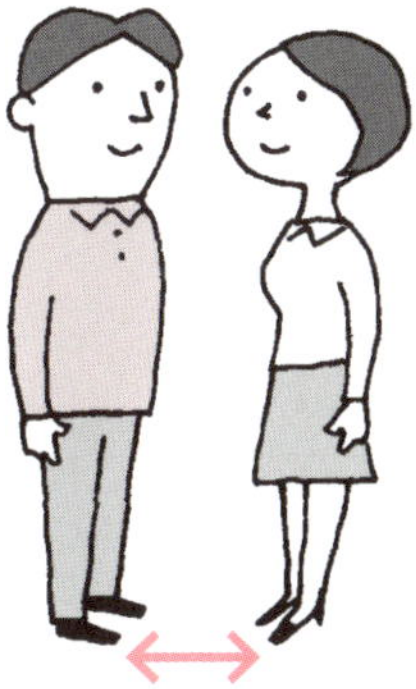

45cm以下

相手を「自分の一部」と感じるスペース

先に紹介した4つのパーソナルスペースのほかに、「ペリパーソナルスペース」という考え方があります。これは、手を伸ばせば触れられる範囲（45〜50㎝程度）にある人やものを、まるで自分の一部であるかのように脳が感じる空間をいいます。

たとえばナイフとフォークを手に持ってステーキを切っているときは、ナイフとフォークが自分の体の一部であるかのように感じていませんか。野球選手が持っているバットや、テニス選手が持っているラケットなども同様です。

人の場合も同様で、親しい人が近い距離にいると、脳は自分の境界が広がったように感じます。自分の境界とは、すなわち皮膚を意味します。自分の皮膚の表面は、同時に他者との境界となっています。それが親しい人が近くにいると、自分の境界が広がり、相手の体も自分の体の一部のように感じるのです。

これは「自己膨張理論」と呼ばれています。自分が膨張しているような感覚、と考えるとわかりやすいでしょう。

親しい人が近くにいると気持ちが強くなるのは、気のせいではありません。自己膨張理論により、相手を自分の一部のように感じ、信頼感や一体感が生まれているためです。直接触れなくても、皮膚は近くにあるものを感じとる能力があるのです。

【人・ものとの一体感がある理由】

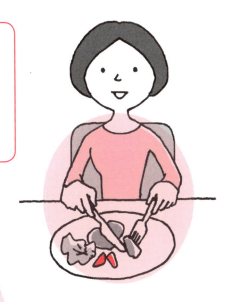

手に持っているナイフやフォーク、道具を自分の体の一部のように感じる

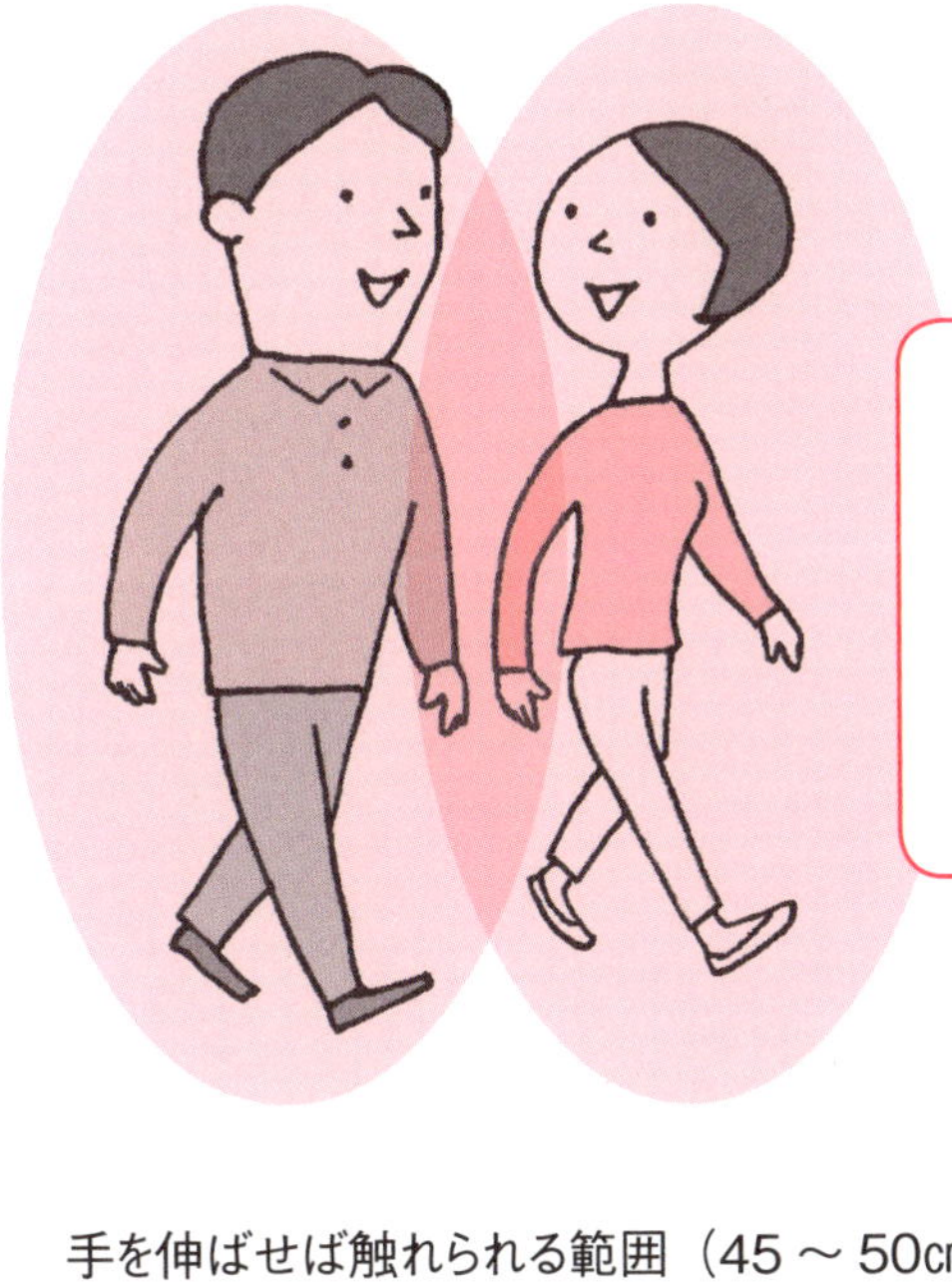

親しい人が近くにいると自分の一部のように感じ、一体感が生まれる

手を伸ばせば触れられる範囲（45～50㎝）を「ペリパーソナルスペース」といい、その範囲内の人やものとの一体感が生まれやすい

親しい人がそばにいるだけで、心が強くなる

ここで自己膨張理論に関係した、興味深い実験をご紹介しましょう(＊)。

実験参加者たちを坂のふもとに連れて行き、その坂の角度を推測してもらいます。このとき参加者たちを「友人が側にいる」グループと、「1人で」推測するグループに分けて調べました。

すると、友人と一緒に推測した人は、1人で推測した人に比べて、坂の傾斜を「ゆるい」と判断したのです。しかも、その傾斜をゆるいと推測する度合いは、友人との親密度が高いほどに大きかったことがわかりました。

もちろん、坂の傾斜の度合いが変わるわけではありません。親しい人がそばにいることで、同じ坂でも傾斜をゆるく感じたのです。また、坂道だけではなく、「駅までの道のりの判断」「重い荷物を背負って上ることができる階段の高さの判断」「痛みに耐えられる程度」などについても、同じ現象が起こりました。

つまり困難がそこにあっても、親しい人がそばにいるだけで、その困難を軽く感じられるということです。

触れることはもちろん、そばに寄り添うことにも、心を強くする効果があるのです。

(＊アメリカの心理学者サイモン・シュナルらの研究)

【目の前の困難へのとらえ方が変わる】

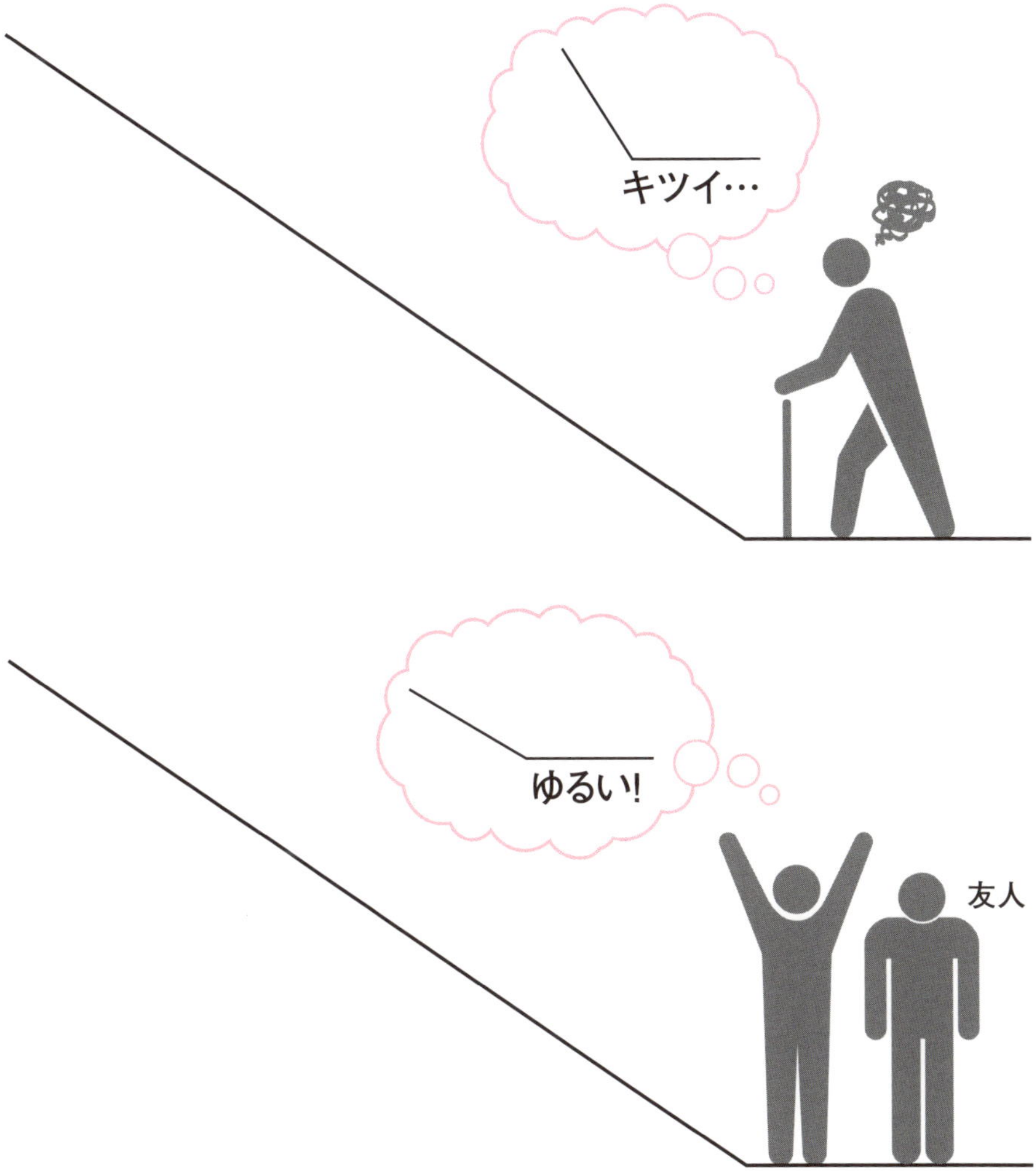

自己膨張理論により、親しい人がそばに寄り添うだけで、相手の体も
自分の一部のように感じ、エネルギーが増す感覚が生まれる

触れ合うことで夫婦の絆を深める

触れることで分泌されるオキシトシンは、「絆ホルモン」と呼ばれていると前にお話ししましたが、夫婦関係や子育てでも、オキシトシン効果は絶大です。

まずは夫婦関係からご紹介しましょう。スキンシップを増やしてどんな変化があったかを調べた実験です（＊）。

夫婦にパートナーの首や肩、頭に触れて、相手への情緒の気づきを増やすトレーニングを1カ月間続けてもらいました。

その結果、参加者はすべて唾液中のα《アルファ》-アミラーゼ（ストレスホルモン）のレベルが下がるとともに、オキシトシンの濃度が高まっていたのです。その4週間後には、男性の血圧も低下が見られました。

ちなみにプロローグで、オキシトシンは普段から触れ合いが少ない場合はあまり分泌されないと述べましたが、男性の場合、女性の2〜3倍は触れ合う必要があります。なぜかというと、女性には女性ホルモンの一種であるエストロゲンがオキシトシンの効果を倍増させる作用があるのですが、男性は男性ホルモンの一種であるテストステロンによって、逆にオキシトシンの効果が減ってしまうからです。

そして、触れ合うことで幸せをより多く感じるのは男性のほうだといいます。これは、男性

【こんな触れ合いがオキシトシンを増やす】

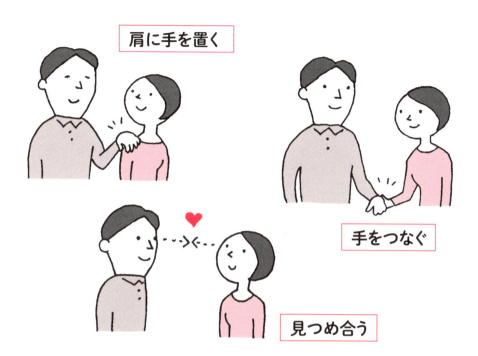

に比べて女性のほうが普段から子どもや女性の友人同士のスキンシップが多いため、スキンシップの幸福感を得やすいのではないかと考えられます。

夫婦の絆を深める触れ合いとは、必ずしも性的なものである必要はありません。信頼し合っている間柄では、見つめ合ったり言葉を交わすだけでもオキシトシンは分泌されます。

もちろんセックスでもオキシトシンは分泌されますが、お互いに「触れ合いたい」という思いや慈愛の心があることが欠かせません。

逆にいえば、たとえ好きな人に触れられたとしても、その場の雰囲気や自分の気持ちによっては、オキシトシンが出ない、快の気持ちが起こらないこともあるということです。

（＊アメリカの心理学者ジュリアン・ホルト・ランスタドの研究）

子どもの脳はだっこで育つ

次に、子育てにおけるオキシトシン効果について考えてみましょう。すでに述べた通り、信頼感や愛情が深まる、成長を促す、性格が穏やかな子に育つ、学習効果や記憶力がアップするなど、オキシトシンは子育てのさまざまな部分にかかわっています。

かつてアメリカでは、「触れない育児法」が推奨されたことがありました。しかしその結果、不安や抑うつが非常に強い、他人と良好な人間関係が築けない、感受性に乏しい、周囲のことに関心が持てないといった子どもが増えてしまいました。このことからも、「触れる子育て」の重要性がよくわかります。

オキシトシンは触れ合うことで分泌されますが、子育ての触れ合いはだっこからはじまります。オキシトシンの受容体は2歳くらいまでにはほぼ決まってしまうため、この時期までにたくさんだっこして絆を強めることが大切です。

同時に、母親のほうにもオキシトシンがたくさん分泌されるため、それまでの「女性脳」が「母親脳」に変わっていきます。すると、子どもが泣いて訴えている理由がわかるようになったり、子どもを自分よりも優先させて守ろうとしたりするように、脳が変化していくのです。

もちろん、この時期にたくさん触れられなかったら一生親子の絆を築けないわけではありません。いくつになっても信頼関係を築くことはできますが、遅くなるほど時間がかかるという

【オキシトシンの子育てへの効果】

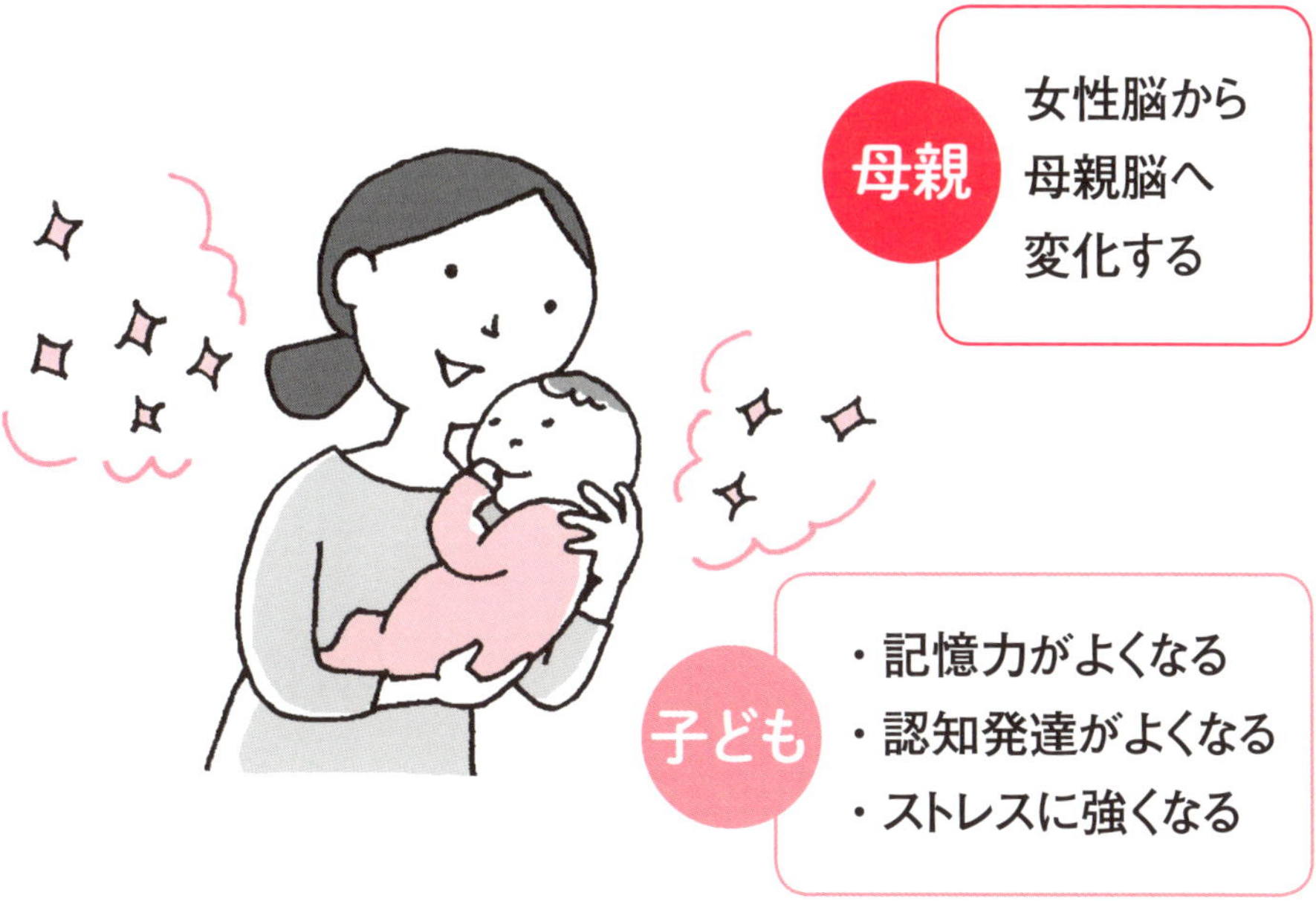
母親
女性脳から
母親脳へ
変化する
子ども
・記憶力がよくなる
・認知発達がよくなる
・ストレスに強くなる

ことです。

また、子どもを小さいうちから保育園に預けざるを得ないワーキングマザーの人は不安に思うかもしれませんが、触れ合う相手は母親でなければいけない、というわけではありません。子どもは、数人の大人に対して愛着の絆を築けるといわれています。母親だけでなく、父親や保育士さんと触れ合うことでもいいのです。

では、保育士さんと愛着関係を築いてしまうと、母親と愛着関係が築けないのではないか、と思われるかもしれませんが、そうではありません。保育士さんと愛着関係を築ける子どものほうが、母親とも愛着関係を築きやすくなります。

大切なのは、オキシトシンの出るような触れ合いのある保育なのです。

赤ちゃんが求めているのは「皮膚感覚」

子どもにとってスキンシップがいかに重要かを示した、有名な実験があります（＊）。

生まれたばかりの赤毛ザルの赤ちゃんを母親から離して育てます。このとき、

・針金でできた冷たい「ワイヤーマザー」（針金製の母親）

・針金の上から毛布を巻いた「クロスマザー」（布製の母親）

という2つの代理母を用意しました。そうして8匹の赤ちゃんザルを1匹ずつ、2種類の代理母の置かれたケージに入れて育てました。

そのうち4匹はワイヤーマザーの胸に取り付けられた哺乳瓶から授乳され、残り4匹はクロスマザーから授乳するようにしました。

すると8匹のサルすべてが、クロスマザーのほうに愛着を示したのです。ワイヤーマザーから授乳されているサルも、授乳時以外はクロスマザーのほうから片時も離れようとしませんでした。

また、赤ちゃんザルたちを怖がらせると、サルたちはみなクロスマザーのほうにしがみついたのです。つまり、赤ちゃんザルたちは養育者との温かくやわらかい肌の接触を求めていた、といえます。

この実験は、人間の愛着形成にもつながるヒントを与えてくれます。

【赤ちゃんは肌感覚のいいものが好き】

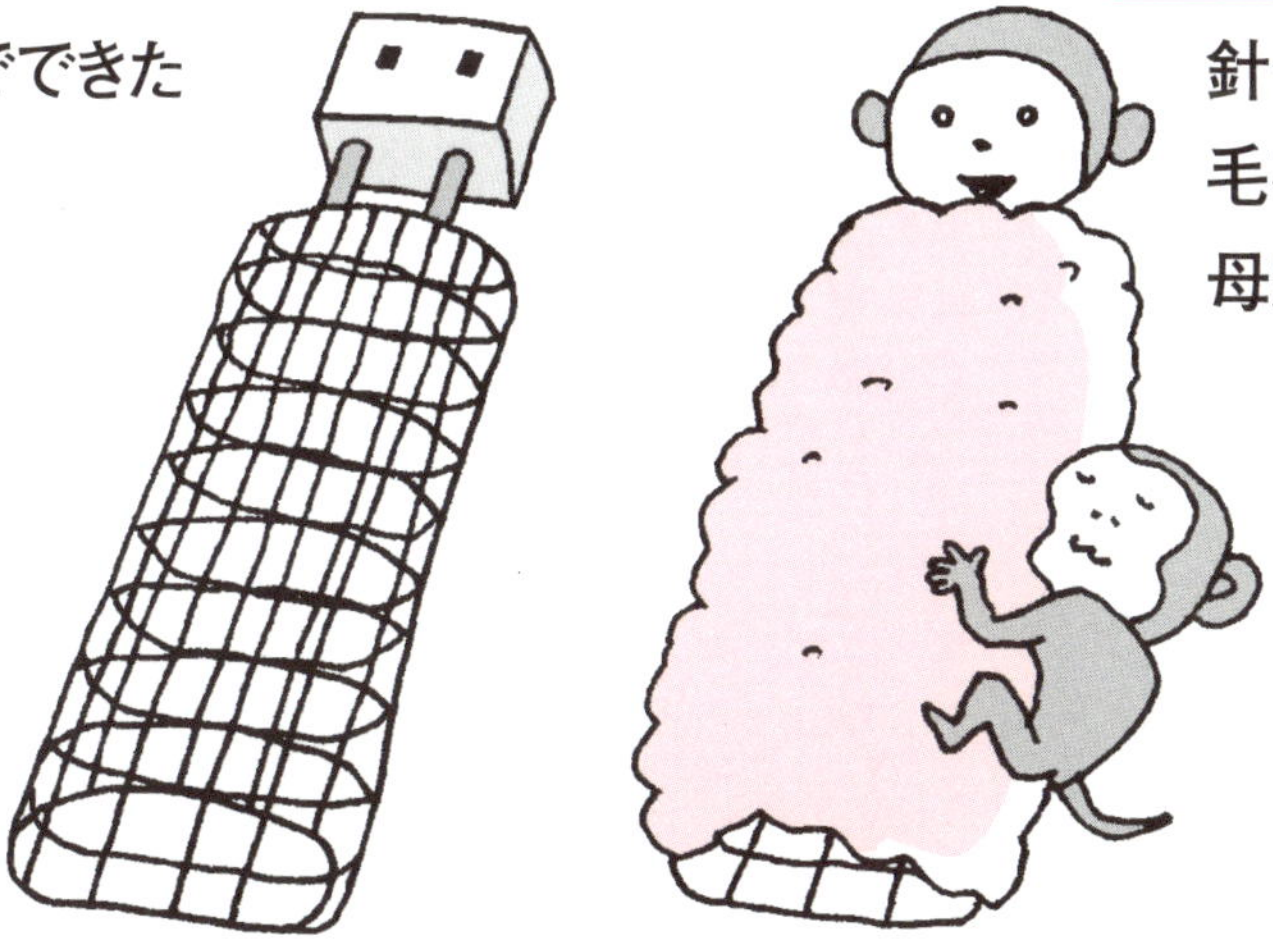
ワイヤーマザー
針金でできた母親
クロスマザー
針金の上から毛布を巻いた母親

赤ちゃんザルがどちらの代理母を選ぶか調べた実験では、触れたとき心地いいクロスマザーに愛着を示すことがわかった

赤ちゃんは、食事を与えてくれる人よりも、不安や危険な目に遭ったときにしっかりと抱きしめて、自分を慰め、安心させてくれる人と愛着関係を築くということです。

なお、この実験には続きがあります。クロスマザーで使った布が持つ要素のうちで、重要なものは何かを調べてみたのです。

その結果、布をヒーターで体温の高さに温めた場合に、赤ちゃんザルたちは、それまで以上に愛着を築きやすいことがわかりました。つまり、「温かさ」も非常に大事だということです。

生きていく上では、体温の維持も欠かせません。それをわかっているからこそ、赤ちゃんは温かく抱きしめてくれる存在に愛着を示すのではないでしょうか。

（＊アメリカの発達心理学者ハーロウの研究）

お母さんのストレスは子どもにもうつる⁉

日本では、子どもと添い寝をする習慣がありますが、添い寝している母親と赤ちゃんは、なんと自律神経まで同調してくることがわかっています。

アメリカの睡眠研究所でおこなわれた調査では、母親と同じ布団やベッドで寝ている赤ちゃんは、夢を見る睡眠反応などを含め、8割もの睡眠と覚醒のリズムが母親と一致していました。逆に、母親と赤ちゃんを別の部屋に寝かせると、睡眠と覚醒のリズムがバラバラになりました。

赤ちゃんが夜泣きをする直前や夜中の授乳で泣き出す直前、なぜか母親が先に目を覚ますという話をよく聞きますが、これは睡眠や覚醒のリズムが似てきているからかもしれません。

つまり、母親が赤ちゃんのそばにいること、肌が触れていることで、肌を通して、なんらかのやりとりがされていると考えられます。

また、別の実験でも、母親の心拍のリズムが赤ちゃんの心拍のリズムに同調したり、逆に赤ちゃんのリズムが母親のリズムに1秒以内のタイムラグで同調したりと、自律神経の活動が似てくることがわかりました。

それだけではありません。母親がストレスを感じると、そのストレスが赤ちゃんにも伝わってしまうのです。他者から否定的な評価を受けるなどのストレスを受けた母親が泣いている赤ちゃんをなだめようとすると、赤ちゃんの自律神経や心拍などの生理反応が、母親と同調して

【お母さんのストレスが子どものストレスに！】

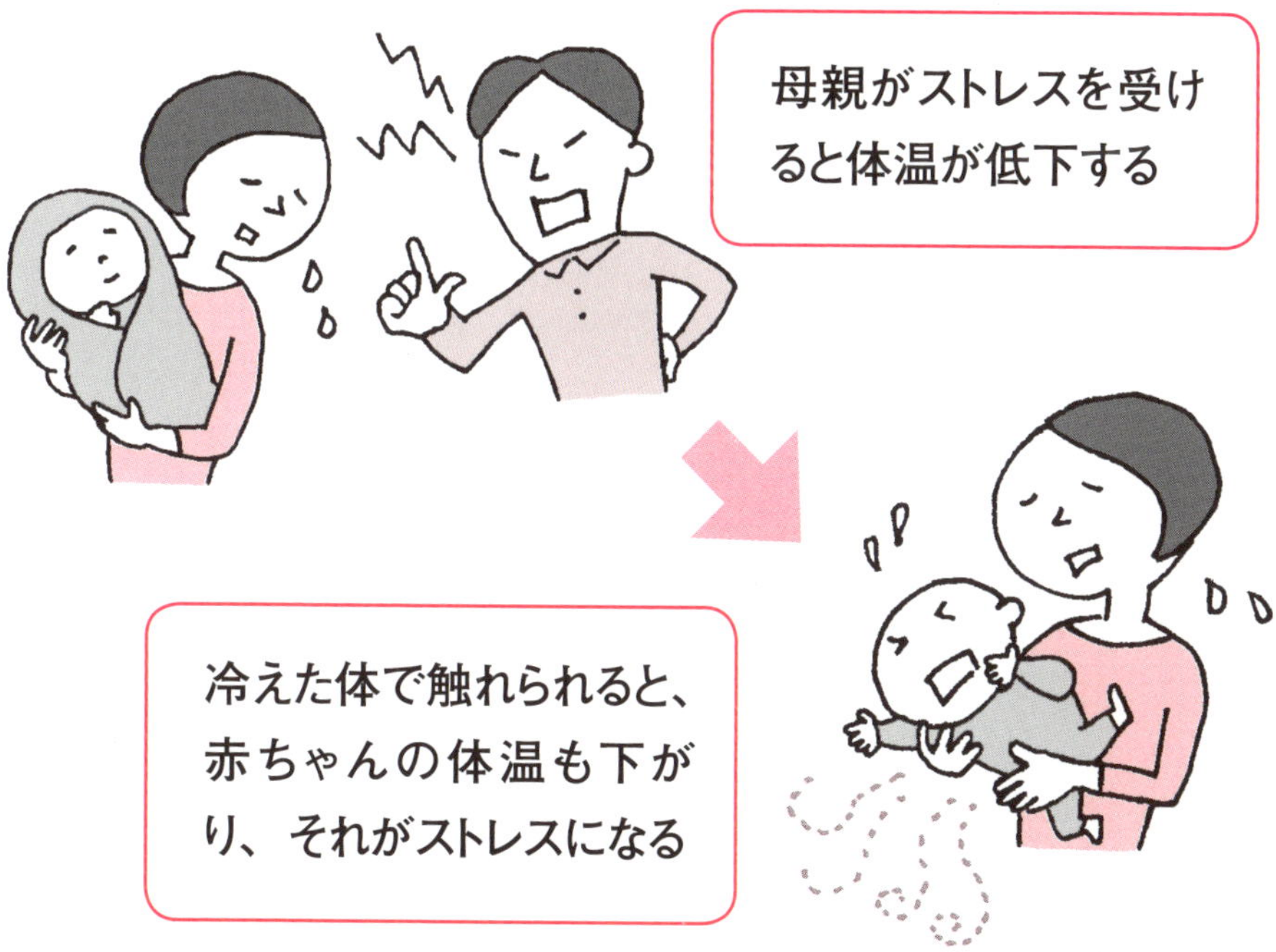
母親がストレスを受けると体温が低下する
冷えた体で触れられると、赤ちゃんの体温も下がり、それがストレスになる

しまっていました（＊）。

このメカニズムには、体温がかかわっています。

ストレスを感じると、皮膚の温度が低下します。触れられた赤ちゃんにもその体温の変化が伝わり、赤ちゃんの体温が奪われ体が冷えてしまいます。これが赤ちゃんにとってのストレスとなってしまうのです。

ですから、子育てではお母さんのコンディションが整っていることが大切。ストレスがたまらないよう、お母さんだけでなく、まわりの人も気を配ってあげてください。

そしてストレスがあるときは、無理をして赤ちゃんに触れると、逆効果だともいえるでしょう。

（＊イスラエルの心理学者ルース・フェルドマンの研究）

皮膚への刺激が人間関係の基礎をつくる

子育てでは、赤ちゃんをおくるみで包む「スワドリング」というものがあります。日本独自の風習と思われるかもしれませんが、アフリカやモンゴル、南米など、世界各地で見られます。布でしっかりくるまれることで、おなかのなかにいたときの感覚を思い出すせいか、赤ちゃんが泣かずに機嫌よくしているということでやっていたのでしょう。

かえって赤ちゃんの成長を妨げるのではないかと思われるかもしれませんが、調査してみると、スワドリングをしている子としていない子とでは、ほとんど違いがなく、デメリットがないことがわかりました。

私は、スワドリングは皮膚感覚を育てるという意味でも効果的だと思っています。幼少期に「境界」である皮膚に心地よい刺激を豊富に受けることで、適切な境界の感覚が生まれ、はっきりとした自己の感覚を生み出すことができるようになります。そうして大人になるにつれ、人とのあいだに適切な境界を設けることができるようになり、また他者の境界を尊重することができるような人間関係を築けるのです。

境界は相手との関係性によって変化し、強く意識しなければならないときもあれば、弱くなることもあります。これは生まれつきの能力ではなく、成長するなかで育てる必要があります。それは、皮膚感覚を磨くことからはじまるのです。

【皮膚感覚を磨くことで自分と他人の境界がわかる】

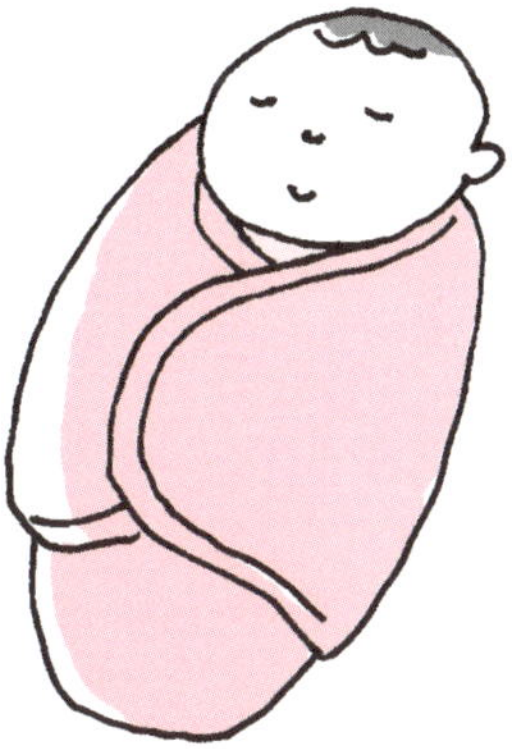

子どもの頃

赤ちゃんの手足をおくるみでくるむスワドリング

↓

自分の体の感覚がわかり、「境界」がつくられる

大人になってから

自分と他人の「境界」を意識して、その場に応じたほどよい人間関係を築くことができる

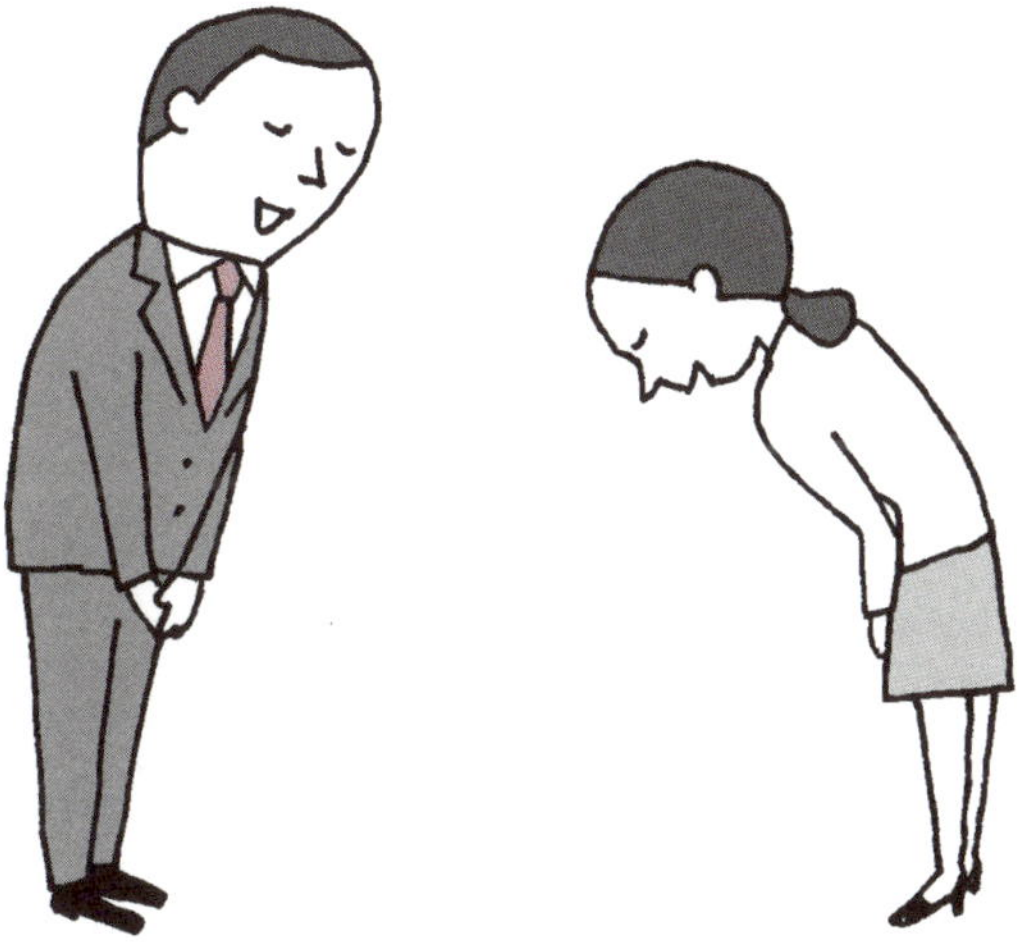

オキシトシンで発達障害が改善!?

発達障害のひとつである自閉症の子どもは、遺伝的に脳内のオキシトシンの分泌量が少ないことがわかっています。オキシトシンの点鼻薬を噴霧して吸わせ続けると、他者の表情から心の内が読み取れるようになるなど、社会的な症状が改善するというデータもあります。つまり、オキシトシンには発達障害を改善する可能性があるということです。

私が1年かけて次ページのような実験をしてみたところ、軽度の自閉症の場合は、触れることでオキシトシンが分泌され、タッチを定期的に続けていくと自閉症の症状も軽減されることがわかりました。加えて母子に信頼関係が生まれ、母親の育児のストレスが軽くなる効果も見られたのです。ただし、効果が確認できたのは軽度の自閉症のケースで、自閉症の症状が重い子どもにはタッチの効果は見られませんでした。これは、自閉症の症状が重い子どもは、そもそも肌に触れられることを嫌がることがあるためと考えられます。

また、タッチケアにより、ＡＤＨＤ（注意欠如多動性障害）などの問題行動の症状が軽くなることもわかりました。問題行動が多い子どもは、普段から親に叱られたりすることが多いため、十分甘えられず、スキンシップが足りていないと考えられます。親との愛着関係が築きにくいと、友だちにも思いやりの心を持てません。スキンシップでオキシトシンを増やすことは、発達障害の子どもにも有効なのです。

【ADHDの子どもがスキンシップで変化】

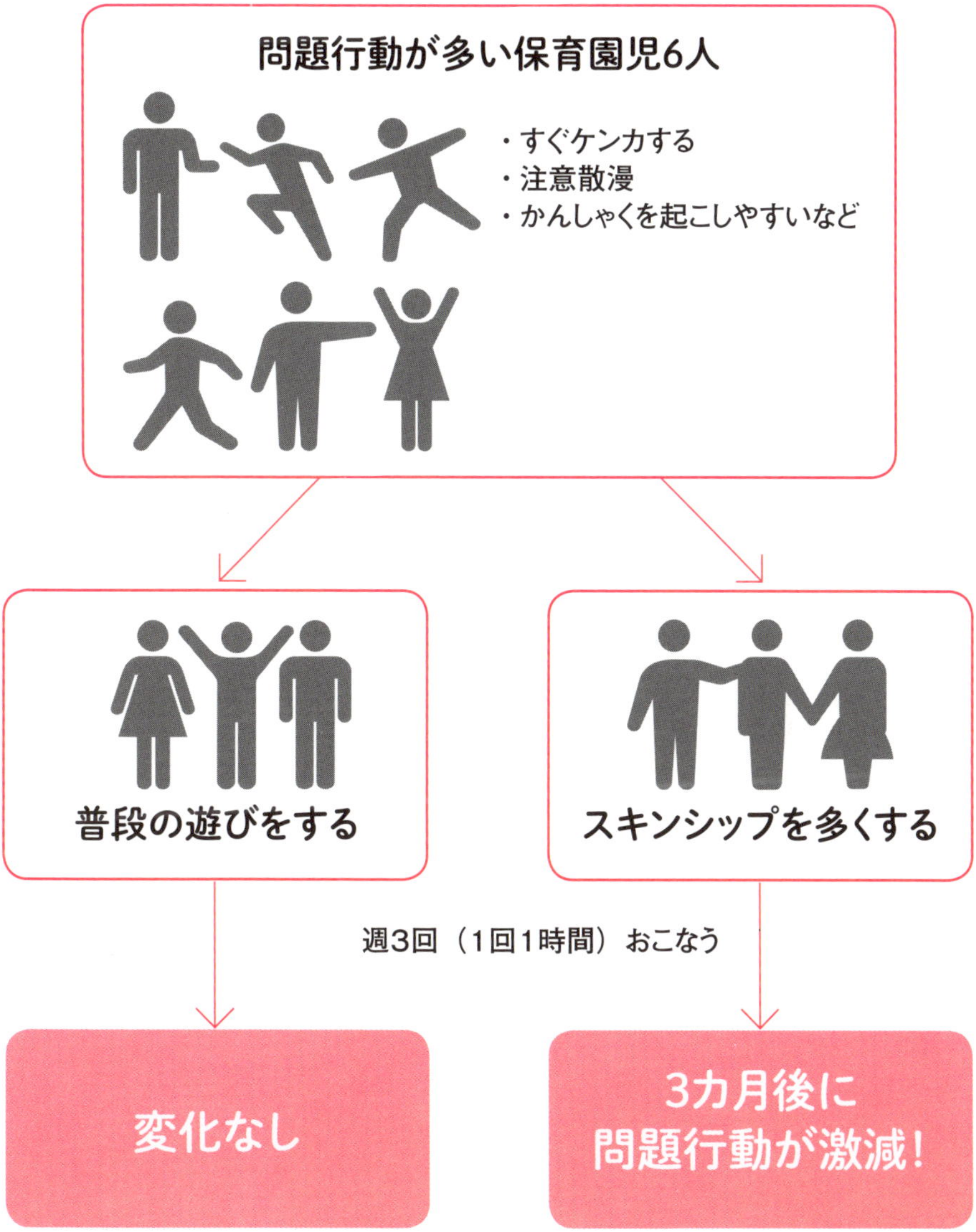
問題行動が多い保育園児6人
・すぐケンカする
・注意散漫
・かんしゃくを起こしやすいなど
普段の遊びをする
スキンシップを多くする
週3回（1回1時間）おこなう
変化なし
3カ月後に
問題行動が激減！

子どもの「触れ方」にはコツがある

子育てで「触れる」ことの大切さをお伝えしてきましたが、親が触れようと思っても拒絶されてしまうことがあります。理由は2つあります。

ひとつが思春期です。特に男の子の場合は、中学生くらいになると、触れられるのを嫌がるようになります。

しかし、本当に触れられるのがイヤかというとそうではなく、親から独立したいという気持ちから来ています。まさに「脱皮」をしているのです。このような場合はタイミングと触れ方が重要になってきます。

おすすめなのは、子どもを励ますように「頑張ってね」と肩を叩くスキンシップです。触れるときはワンポイントで、できるだけ短時間にするのがコツ。これなら父親でも実践しやすいのではないでしょうか。

子どもにマッサージするのもいいですね。部活や勉強で忙しい子どもは、意外と疲れているものです。「マッサージ」という正当な理由がありますから、子どもも触れられることに抵抗感を感じません。そして境界の感覚を意識しやすいように、やや強めに圧をかけるとよいでしょう。

これは私のケースですが、中学生の娘に「お父さんはマッサージを習ってきたから、練習さ

【子どもに合わせて触れ方を変えよう】

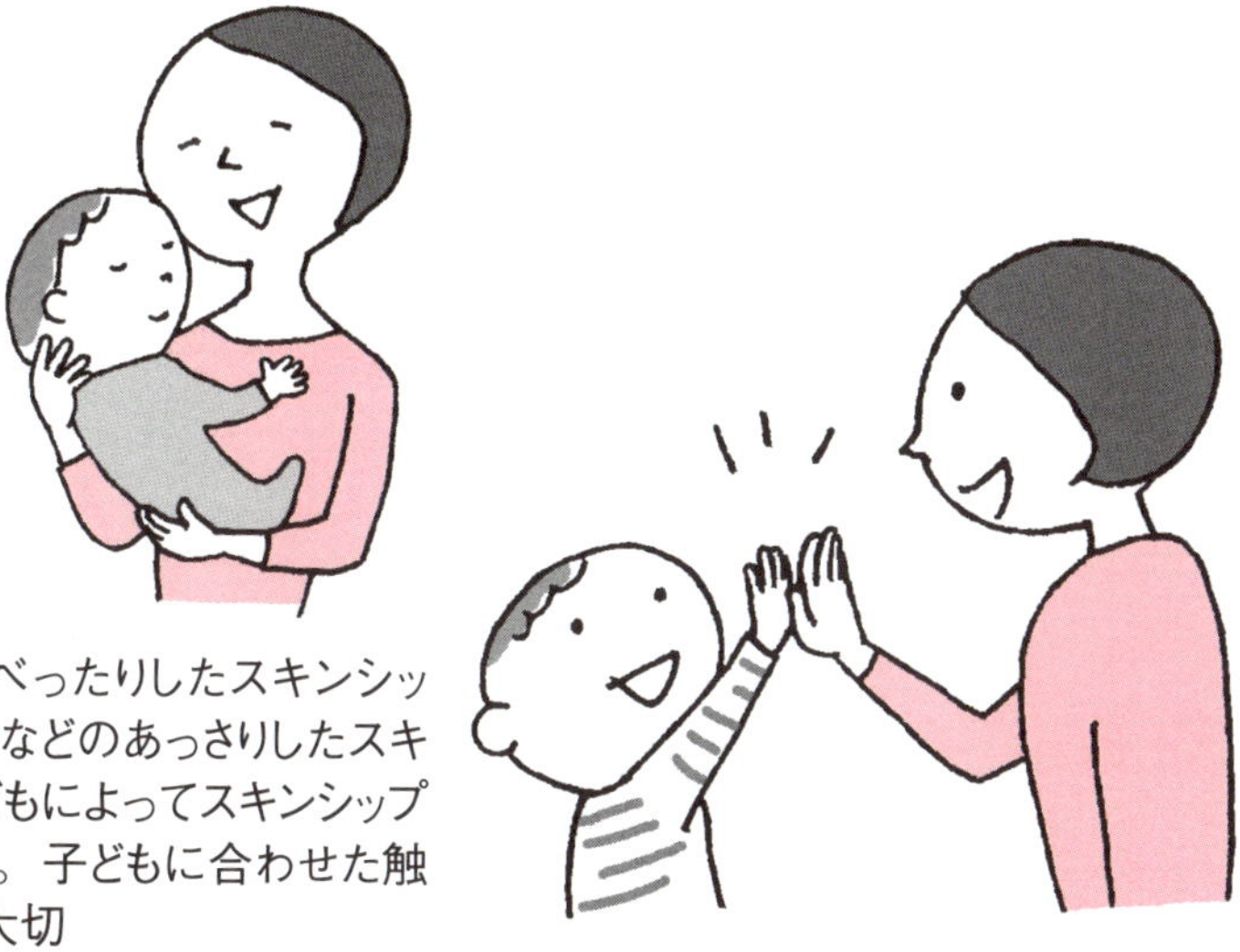

抱きしめるなどのべったりしたスキンシップ、手を合わせるなどのあっさりしたスキンシップなど、子どもによってスキンシップの好みは違うもの。子どもに合わせた触れ方にすることが大切

せて」といってマッサージしたところ、とても好評で延長になったほどです（笑）。

触れるのを拒否する理由その2は、その子どもの個性です。触れることにはさまざまなメリットがあるとはいえ、むやみにスキンシップすればいいというものではありません。スキンシップの好みには個人差があります。その子どもが嫌がる触れ方をすれば、それがかえってストレスになってしまいます。

しっかりだっこするようなベタベタした触れ方が好きな子どももいれば、あっさりしたスキンシップを好む子もいますし、くすぐりなどの刺激的なスキンシップが好きな子もいます。同じ家庭で同じように育てているきょうだいでも違うのです。

子どもの年齢に合った触れ方、そして好みに合った触れ方を工夫してみてください。

COLUMN

やってはいけない触れ方

私は、愛情にはそれを表現する「スキル」が必要だと思っています。ただ「愛している」というのではなく、それが相手にきちんと伝わるようにするということです。

そのためのスキルというのが、レッスン1で紹介した「心地いい触れ方」の4つのコツであり、「やってはいけない触れ方」というのは、その真逆の触れ方といえます。

具体的にいうと、1秒間に20㎝以上の速い速度で触れた場合は、交感神経の働きが高まることで覚醒してしまい、緊張が強くなってしまいます。

また、いきなり触れたり急に手を離すことでも、緊張感が高まってしまいます。このような雑な触れ方は、自分の体をぞんざいに扱われたように感じ、不快感を与えてしまいます。

圧をかける場面はおもにマッサージだと思いますが、表面をなでるだけのマッサージはなんとなく物足りなさを感じるものです。しっかりと圧をかけましょう。

そしてなんといってもポイントになるのが、触れる手の温度です。冷たい手で触れられると、一気に覚醒モードになると同時に、冷えによりネガティブな感情が呼び覚まされてしまいます。

また、このような触れ方以外にも、触れることでネガティブな感情につながってしまうことがあります。たとえばセクハラなどの性的な触れ方や、暴力的な触れ方などです。

特に女性の部下が男性上司から触れられた場合、それが軽い挨拶程度だとしても、不快に感じることが多いようです。その上司との親しさの度合いにもよりますが、触れられた側のとらえ方によってはセクハラとされるケースもあります。

では、どんな触れ方がNGなのでしょうか。

私が大学生を対象におこなった実験では、相手の肩と腕にそれぞれ「軽く叩く」「なでる」「触れておく」の3種の触れ方をしてもらいました。すると、女性は腕よりも肩に触れられるほうが「快」と感じる度合いが高く、男性の場合は、肩と腕で差はありませんでした。また触れ方については、女性は「軽く叩く」タッチには「励まされた」と感じ、「触れておく」タッチには「緊張した」と答えました。

女性のほうが、触れる相手の意図により敏感で、触れることにより敏感に反応してしまいがちなものです。親密ではない男女間で触れる必要のある場合は、「肩を軽く叩く」程度にしておくのがいいでしょう。

実際、マッサージなどでも、相手に触れる際に「肩」から入る場合が多いものです。セラピストも経験上、肩が触れられて一番抵抗がない部位だということがわかっているのだと思います。

一方で、このような触れることへの配慮がなく、ただ単に人をもののように扱う店も増えているように思います。

そもそも、「体に触れる」ことには、２種類あります。ひとつは「自分のために触れる」こと、もうひとつは「相手のために触れる」ことです。

自分で自分を癒やすセルフマッサージは、まさに自分のために触れているといえます。また、美容師や看護師といった、人に触れる仕事の人は、それがお金を稼ぐ手段と考えていれば、自分のために触れているということになるでしょう。悪い例では、痴漢などの性犯罪もそうです。

反対に、相手のために触れるというのは、親子や夫婦、友人関係のなかで、相手に愛情を伝えたり励ましたいときなどです。また、人に触れる職業であったとしても、思いやりや愛情を持って触れるとき、それは相手のために触れているということになります。

この相手のために触れるときに生まれてくるのが「慈愛の心」です。前に、マッサージをしていると、マッサージをしているほうにもオキシトシンが分泌されるとお話ししましたが、これはマッサージする側が相手に対して「慈愛の心」を持っているからだといえます。

「慈愛の心」で相手に触れると、触れるほうも触れられるほうも、自律神経のバランスが整い、免疫機能が整います。触れることは互いの心身の健康につながるのです。

LESSON 3

毎日がうまくいく「肌セラピー」

日常生活のなかで「皮膚感覚」を活かす

本を読むなら「紙の本」がおすすめ

パソコンやスマートフォンが普及するにつれ、学校教育でもパソコンやタブレットを取り入れたり、紙の本ではなく電子書籍を読む人が増えてきました。私たちの生活は格段に便利になったとは思いますが、「知識」という面から見た場合はどうでしょう。

紙の本と電子書籍を読んだときの記憶の残りやすさを調べた、こんな実験（＊）があります。参加者を半分に分け、一方は電子書籍の端末で、もう一方はペーパーバックで、28ページある短編小説を読んでもらいます。そうしてあとから重要なシーンをどのくらい思い出せるかを調べました。

登場人物や設定を思い出すことに関しては、どちらのグループも同程度の成績でした。ところが物語の流れを再構築するよう頼んだところ、電子書籍で読んだ人は、ストーリーを正しい順番に並べるテストで間違いが多発したのです。このことから実験をおこなったマンゲン氏は、「物語の進行に合わせて紙をめくっていくという作業が、一種の感覚的な補助となるのだ。すなわち、触覚が、視覚をサポートするのだ」と述べています。

記憶とは、情報や知識を本棚にしまっておくようなものです。そしてその取り出すきっかけには、ページをめくったときの紙の質感だったり、重要な部分にふせんを貼ったりという「触覚の記憶」もかかわっているのです。

（＊ノルウェーの研究者アン・マンゲンの研究）

【記憶に残りやすいのはどっち？】

紙の本

→
・本の質感
・ページをめくった感触
・目で見る（読む）

↓

細部まで深く記憶できる

電子書籍

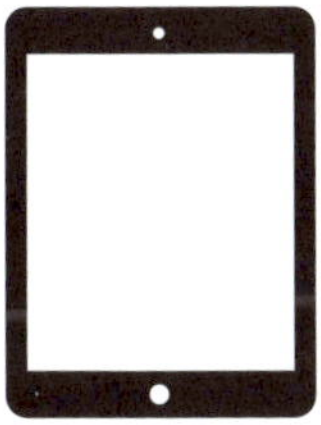

→
・目で見る（読む）のみ

↓

細部まで記憶に残らない

五感を使うことで学習効果が高まる

テレビやパソコンから情報を得ることが多い現代社会は「視覚重視社会」であるといえますが、視覚だけに頼るのではなく、いろいろな感覚が融合しているほうが記憶に残ります。

勉強する際、教科書に線を引いたり、角を折り曲げたり、時には落書きするなどしたことはありませんか。また、漢字や英単語を覚える際、手で書きながら暗記したという人もいるでしょう。こうした経験は多ければ多いほどいいのです。

ですから仕事などの場面でも、しっかりと頭に入れたい書類は、パソコン上で見るのではなくプリントアウトし、線を引いたりしながら読むのがおすすめです。

効率という点から考えれば、確かに画面上で見たほうが紙代やインク代はかかりません。しかし効率だけを重視すると、失ってしまうものもあるのではないでしょうか。

たとえば大学の講義でも、毎年同じ授業を繰り返すのだから、ビデオに撮っておいてそれを学生に見せればいいのではないか、という意見があります。単なる知識の伝達なら、それでもいいのかもしれません。しかし、生の人間がその場でしゃべっているからこそ伝わる熱意や空気感のようなものがあり、それこそが本当の意味での教育だと思うのです。

すべての分野で便利なものを取り入れるのではなく、一見非効率に見えることのなかにあるメリットにも目を向け、取捨選択していくことが大切です。

【使う感覚器が多いほど、記憶に残りやすい】

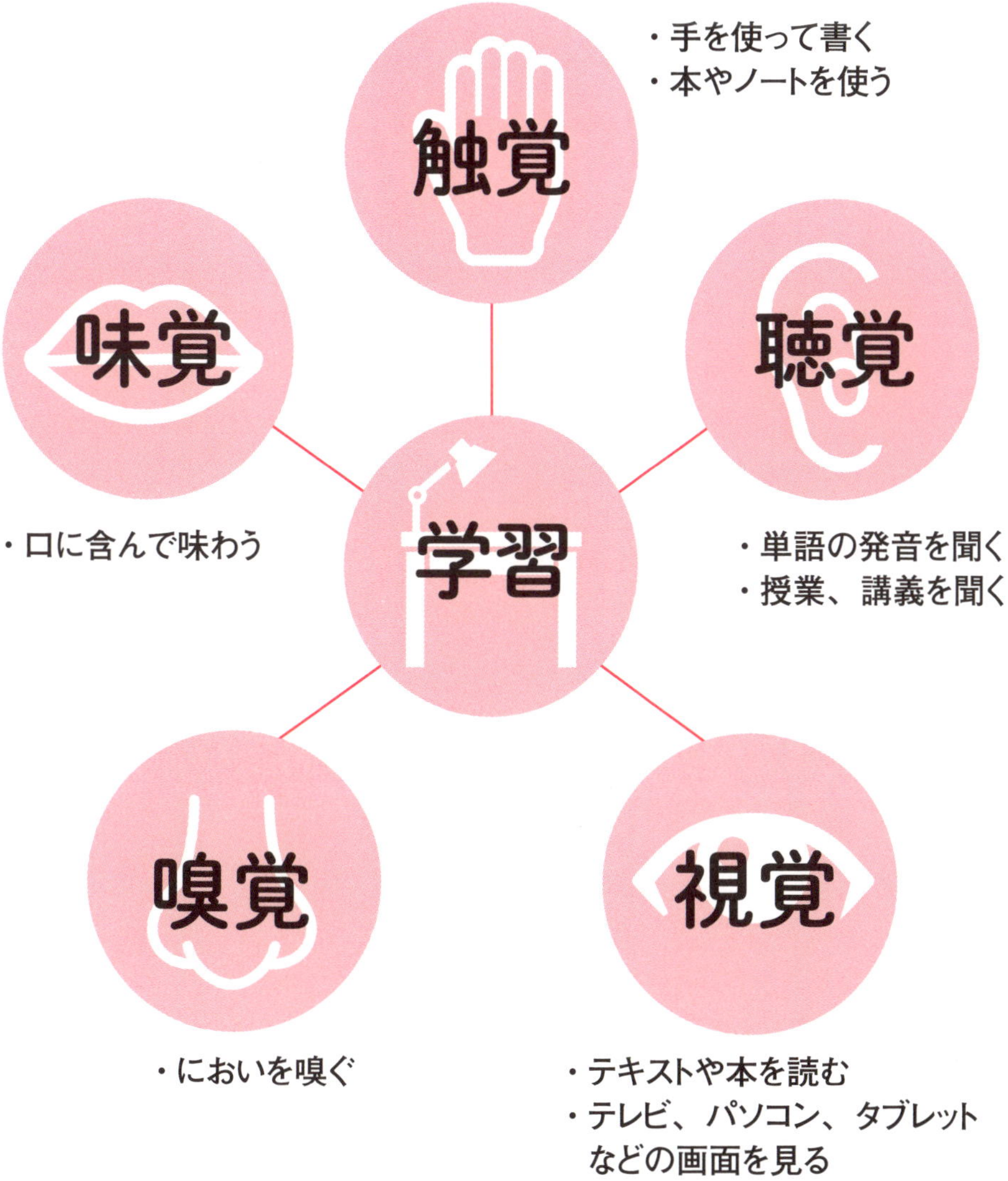
触覚
・手を使って書く
・本やノートを使う
味覚
・口に含んで味わう
学習
聴覚
・単語の発音を聞く
・授業、講義を聞く
嗅覚
・においを嗅ぐ
視覚
・テキストや本を読む
・テレビ、パソコン、タブレットなどの画面を見る

五感に伝わった情報が、記憶を引き出すときの手がかりになる

試着で購入率がアップする理由

今はパソコンをワンクリックすれば、インターネットで買い物できる時代です。では、インターネットで商品を扱えばそれだけで売れ行きが伸びるかというと、必ずしもそうとはいえないようです。実は、商品に触る場合と触らない場合とでは、購入率に違いが出てくることがわかっています。

触れることが購入行動にどう影響するのかを調べた実験（＊）では、

・商品（マグカップ）を家で使っているところを想像するグループ
・商品（マグカップ）を家で使っているところを想像しないグループ

の2つに分け、それぞれその商品を手にとってもらいました。結果は、使っているところを想像しない場合、商品を手にとった人のほうが所有感が高まるとともに、その商品の値段を高く見積もるようになっていました。服の場合なら、試着をした人のほうが購入率もアップするということですね。

ものを買うとき、見るだけでなく触れることで、その商品をほしいと思う気持ちが高まる。このヒントを日常生活に活かすとすれば――売り手側はお客様に商品を手にとってもらうようにすれば、売上が伸ばせるかもしれません。一方で買い手側は、商品を手にとらないほうが、財布の中身を守れるかもしれませんね。

（＊ウィスコンシン大学マジソン校のマーケティング学ジョアン・ペックの研究）

【買う気がなければ商品に触れないほうがいい!?】

商品（マグカップ）を家で使っているところを、
・想像するグループ
・想像しないグループ
で比較

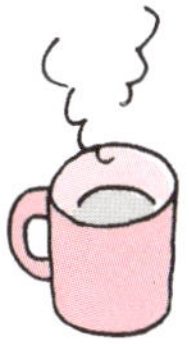

・商品（マグカップ）に対する所有感

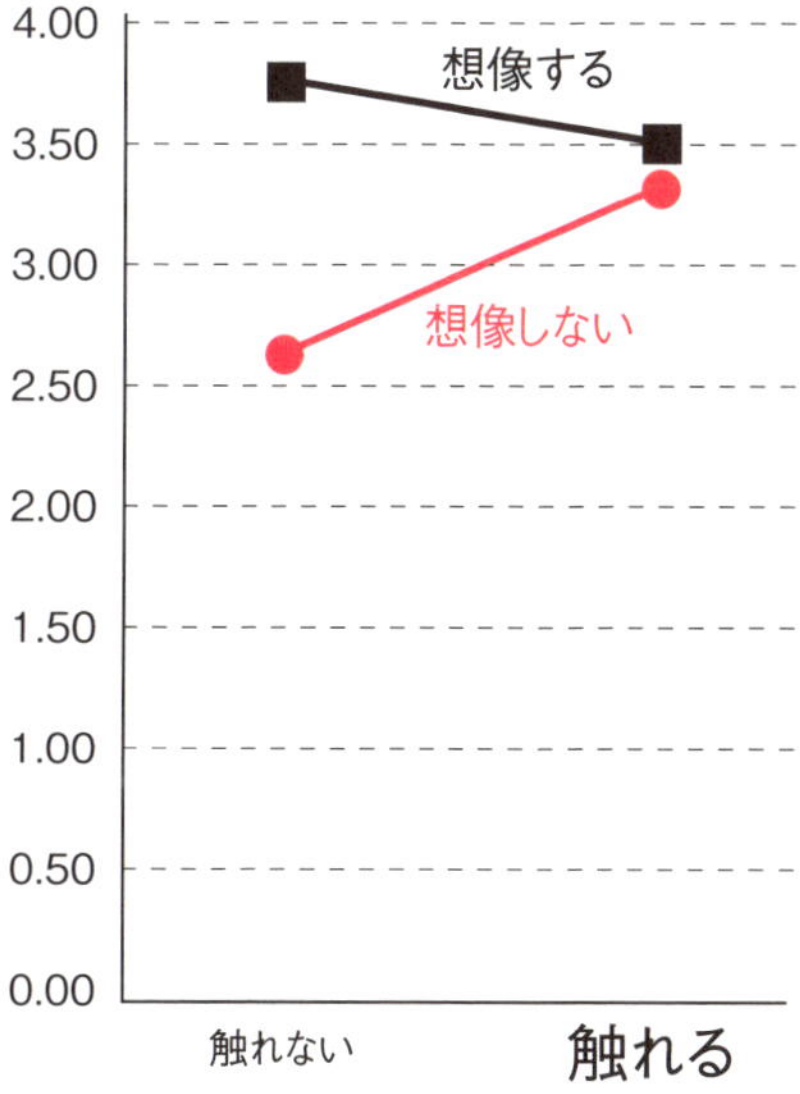

・商品（マグカップ）の値段の予想

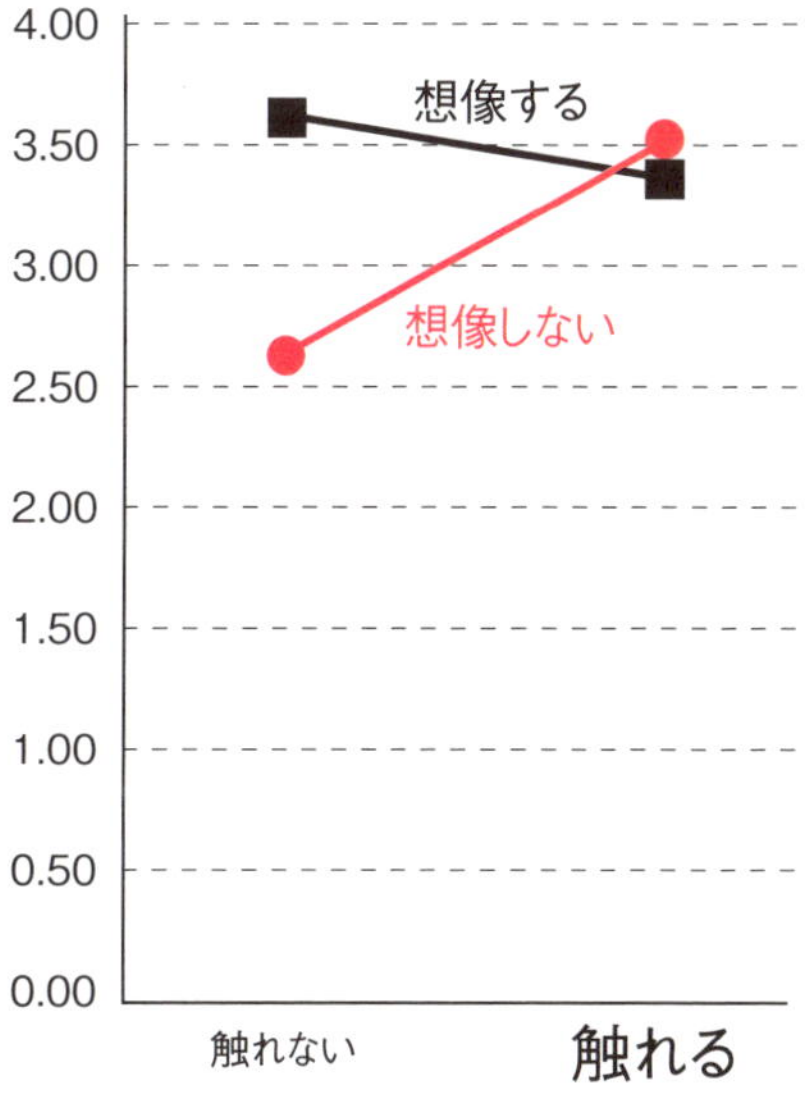

商品の使用を想像しないで接した場合、触れる（手に取る）ほうが、
商品をほしいと思う気持ちが高く、価値を高く見積もる傾向がある

手を洗うと心までスッキリする

私たちは神社に行くと、手水舎《ちょうずや》で手を洗い、口をゆすいでからお参りします。身を清めることでスッキリとした気分になるものですが、実はこれは気のせいではありません。なんと、手を洗うことで罪悪感が減るということがわかっています。

ある実験で、仲間に「ライバルの書類をわざと隠してしまおう」という罪悪感を伴う行為を告げる役目をしてもらいました。このとき、その内容を「口で告げる」グループと、「手紙に書いて渡す」グループに分け、その後「口をゆすぐ」または「手を洗う」ようにしてもらったのです。

すると悪いことを口で告げたグループは、口をゆすぐと罪悪感が軽減されましたが、手を洗っても軽減されませんでした。同様に手紙で告げたグループは、手を洗うと罪悪感が軽減されましたが、口をゆすいでも軽減されませんでした。

つまり、罪悪感を伴う行為をした部位が汚らしく感じられるようになり、その部位を清潔にすると、罪悪感が減ったということです。

このように、心と体が密接に結びついていることを活かせば、たとえば間違ったメールを送ってしまったり、夫婦ゲンカをしてしまったときなどに、手を洗ったり口をゆすげば、落ち込んだ気分を引きずらずに、すばやくリセットすることができるのです。

【落ちこんだ気持ちをリセットするコツ】

・ロゲンカ、悪口、ネガティブなことをいってしまったら…

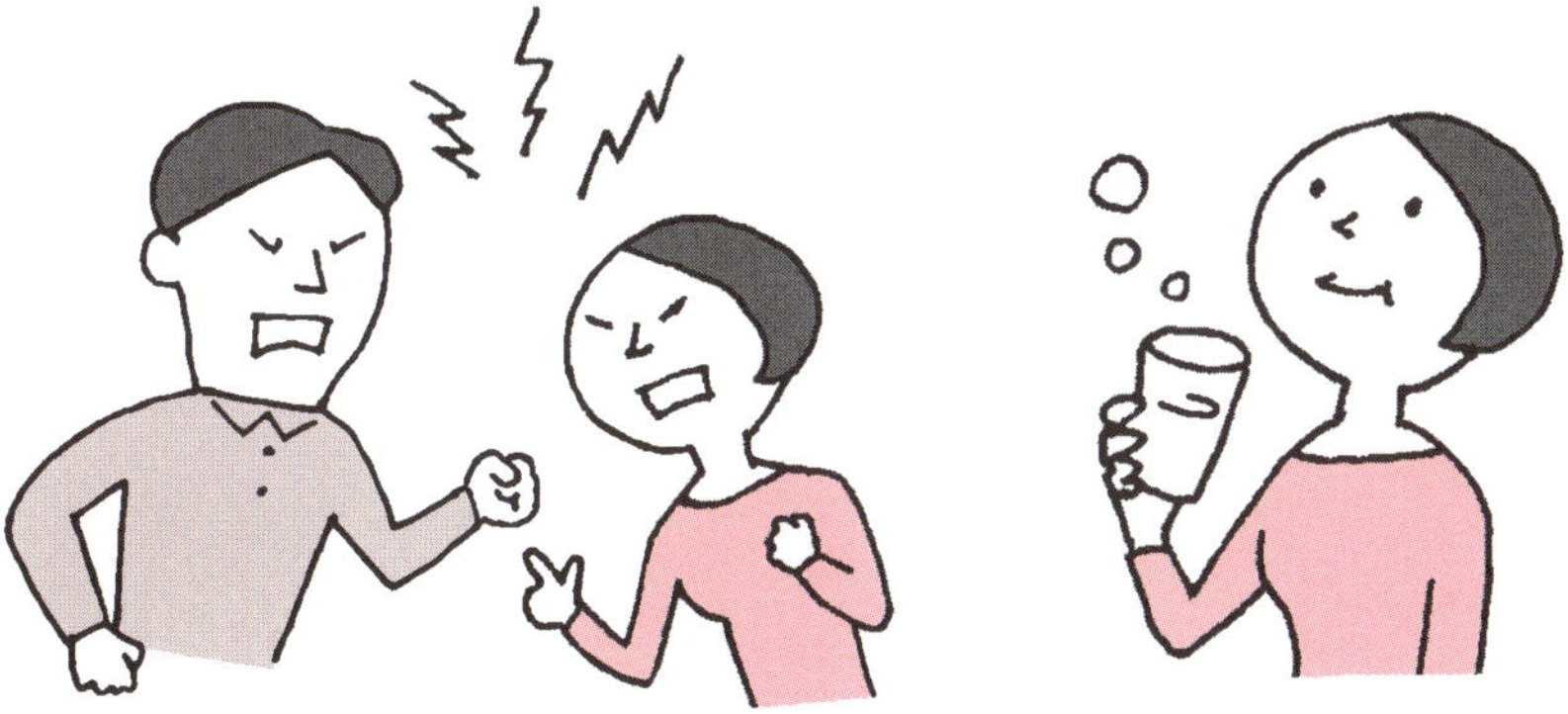

口をゆすげばスッキリ!

・手を使ったミス、失敗をしてしまったら…

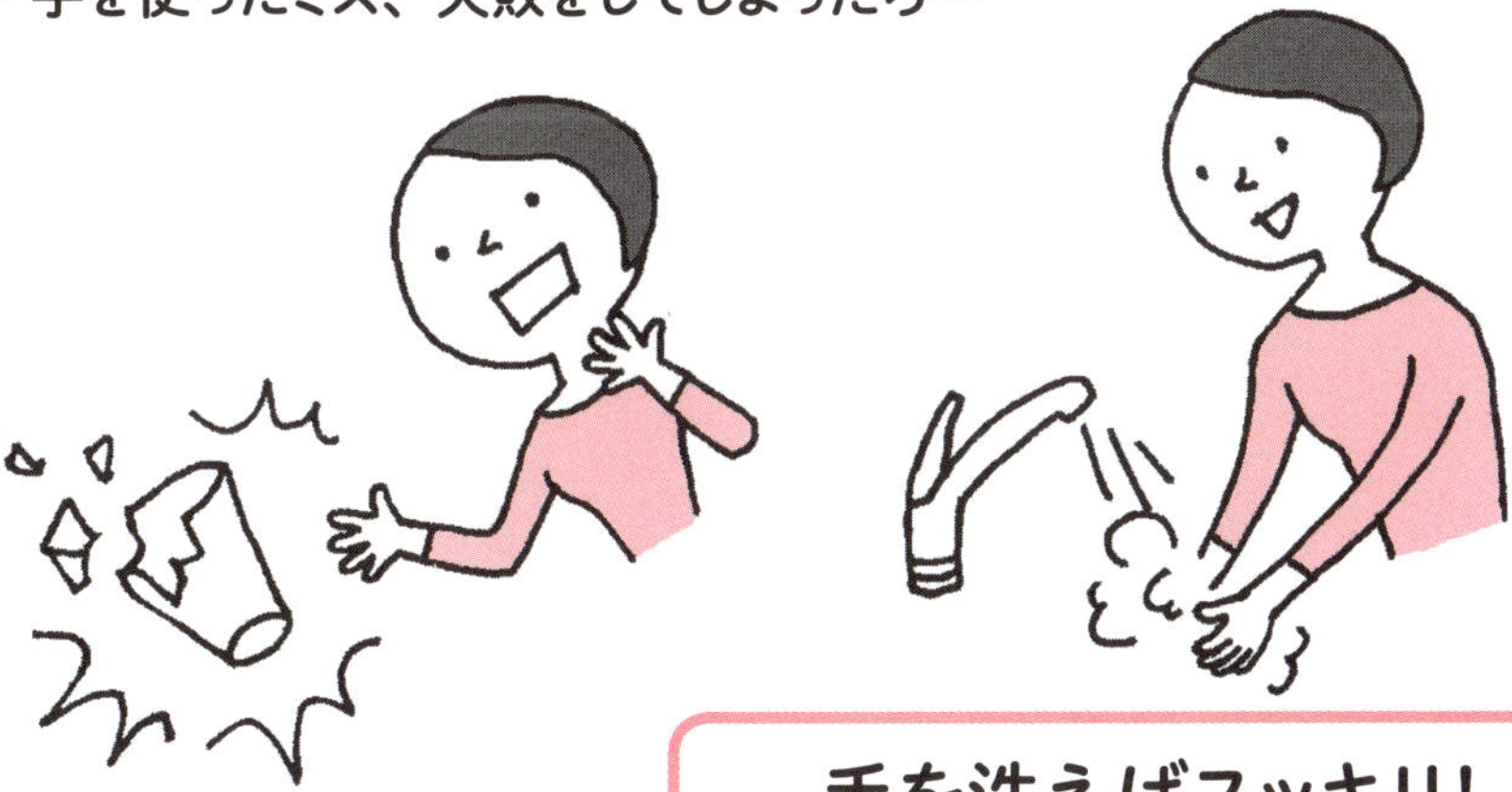

手を洗えばスッキリ!

「笑顔」がポジティブな心をつくる

皮膚を使って心を整える方法を紹介してきましたが、筋肉を使う方法もあります。

私たちの表情というのは、表情筋という筋肉がつくっています。このとき、喜怒哀楽などの感情が先にあって表情がつくられているかというと、そうではないのです。むしろその逆で、筋肉の動きが感情をつくっていると私は考えています。たとえば怒っているときは、筋肉も緊張し、こわばっています。この筋肉の緊張が脳に伝わると脳幹が興奮し、それが感情を司る大脳辺縁系へと伝わり、イライラしはじめます。するとそのイライラが知性を司る大脳新皮質へと伝わり、冷静な判断ができなくなってしまうのです。つまり、イライラや不安といったネガティブな感情に振り回されないためには、筋肉の緊張をなくすことがポイントなのです。

そのためには、楽しいと思っていないときでも、笑顔でいることです。先に笑顔をつくってしまえば、脳がその筋肉の動きのパターンを楽しいものだと認識し、楽しい気分になってきます。このメカニズムには別の説があり、笑顔になることで眉間を通っている血管の温度が上がり、それが脳に伝わることで快の情動が生まれるのではないかとも考えられています。

このような笑顔の効果は、未来をも変える可能性があります。アメリカの研究（＊）ですが、卒業アルバムの顔写真が笑顔で写っていた人は、その後円満な結婚生活を送り、幸福度も高かったという報告があります。笑顔がポジティブな心をつくり、良好な人間関係をもたらすのです。

（＊アメリカの心理学者リーアン・ハーカーらの研究）

【卒業アルバムの写真が笑顔の人は幸せになる!?】

女子短大の卒業写真

・笑顔が強かった人

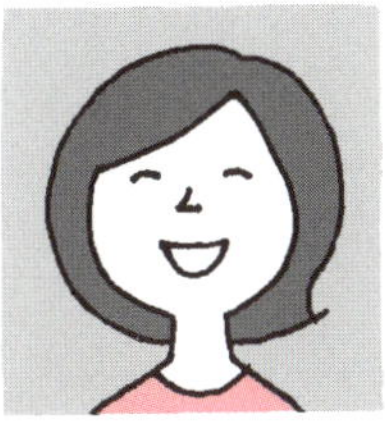

・そうでない人

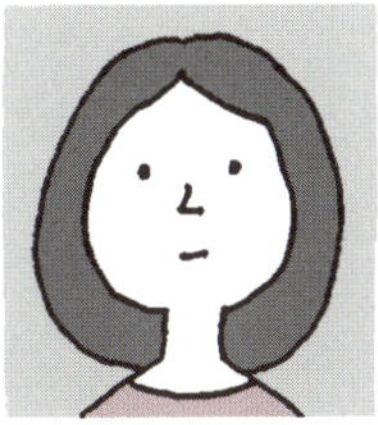

追跡調査

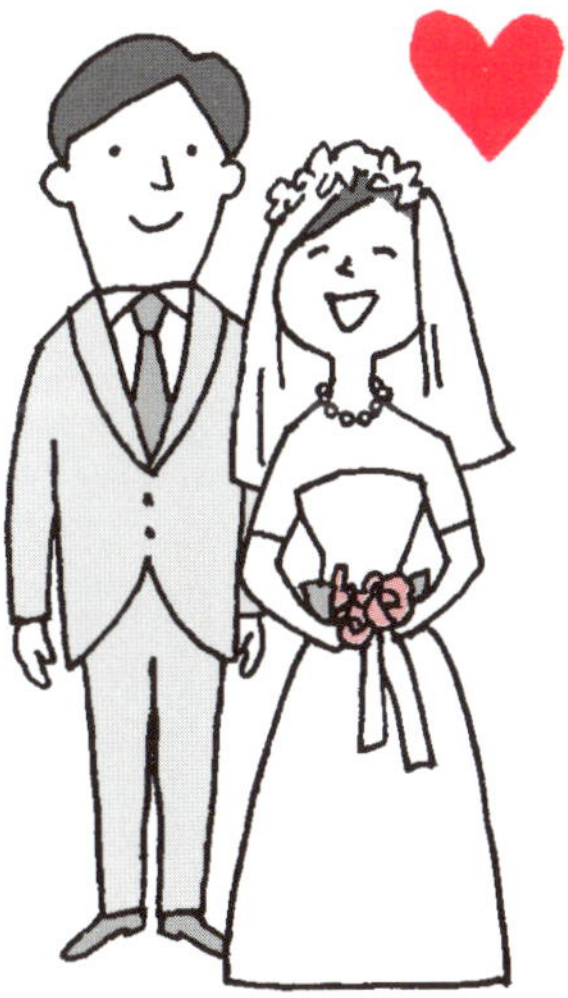

ほとんどの女性が 27 歳までに結婚、その後の幸福度も高かった

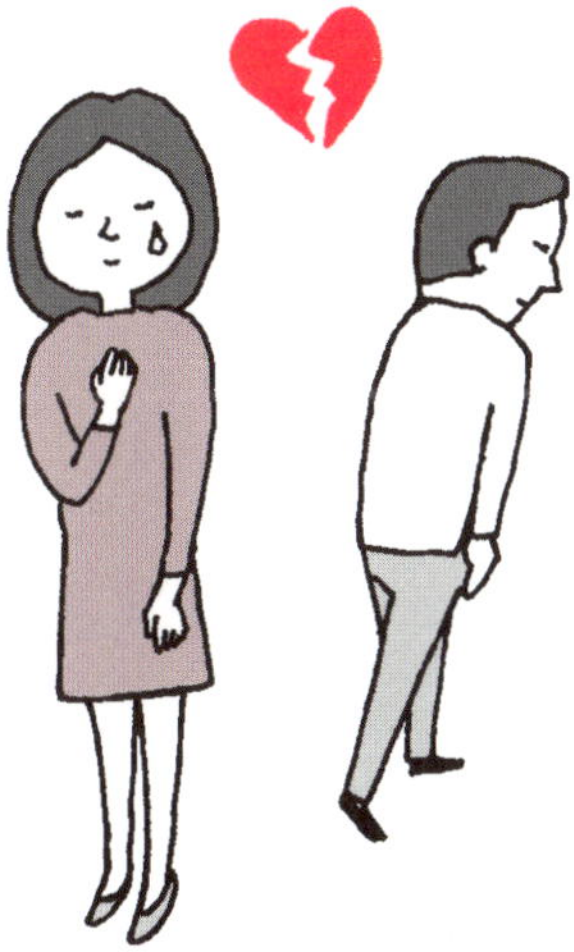

離婚を経験する人は、笑顔が強かった人より多かった

5秒でできる、緊張をゆるめる方法

筋肉の緊張が心まで緊張させるしくみを逆手にとって、緊張をとる方法をご紹介しましょう。

緊張したとき、イライラしたとき、不安なときというのは、

・肩から背中にかけて広がっている僧帽筋《そうぼうきん》
・眉間にしわを寄せ、タテしわをつくる皺眉筋《しゅうびきん》
・ムッとしたときに口を突き出すおとがい筋

に知らず知らすのうちに力が入っています。そこで、緊張、イライラ、不安といった気分を切り替えたいときは、一度これらの筋肉にギュッと力を入れて緊張させ、そのあと一気に力を抜きます。

筋肉は自分で意識してゆるめることは難しいものです。そこで、わざと力を入れて緊張させたあと、力を抜くことで、その部分の感覚に気づくことができるようになります。これは、心理療法でよく使われている「筋弛緩法《しかん》」というやり方です。

やり方は簡単。5秒筋肉に力を入れたら、そのあと一気に力を抜きます。この力を抜いたときの脱力した感覚を味わうようにします。

重要な打ち合わせやプレゼンの直前など、緊張しているときにおすすめです。普段からイライラしがちな人は、1日に2、3回おこなうといいでしょう。

【筋肉を使って心をゆるめる筋弛緩法】

1 腕と地面を平行にして拳をギューッと握る

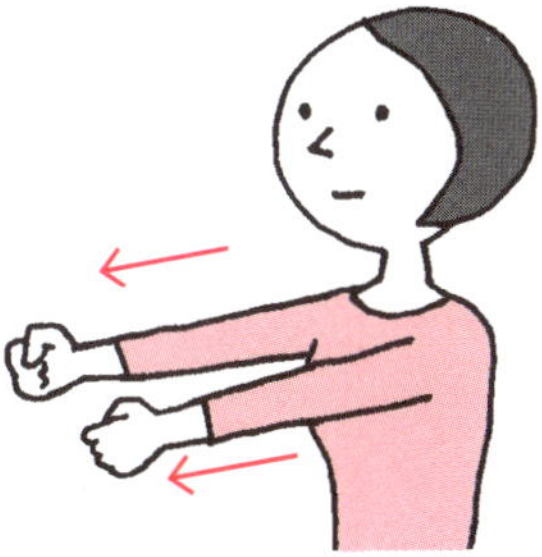

2 肩の筋肉にも力を入れ、そのまま肩を後ろに引いていく

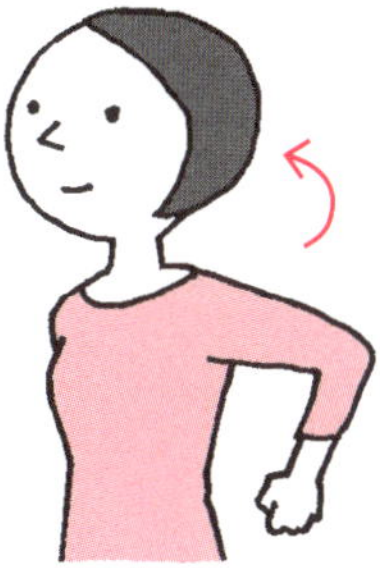

3 そのままの状態で眉間にしわを寄せ、唇をムッと突き出す

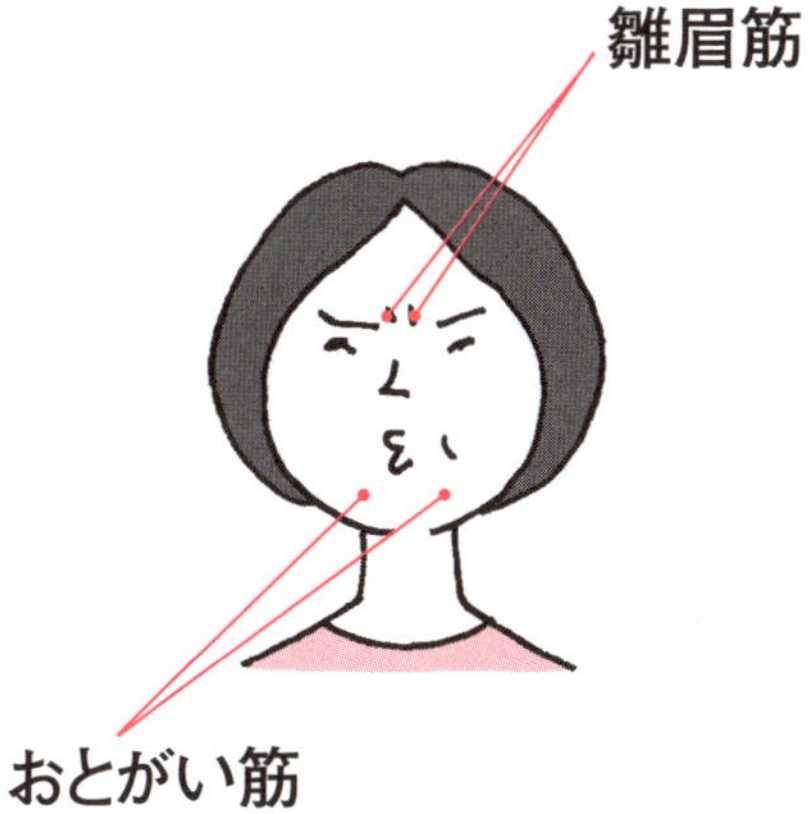

4 5秒キープしたら一気に力を抜く

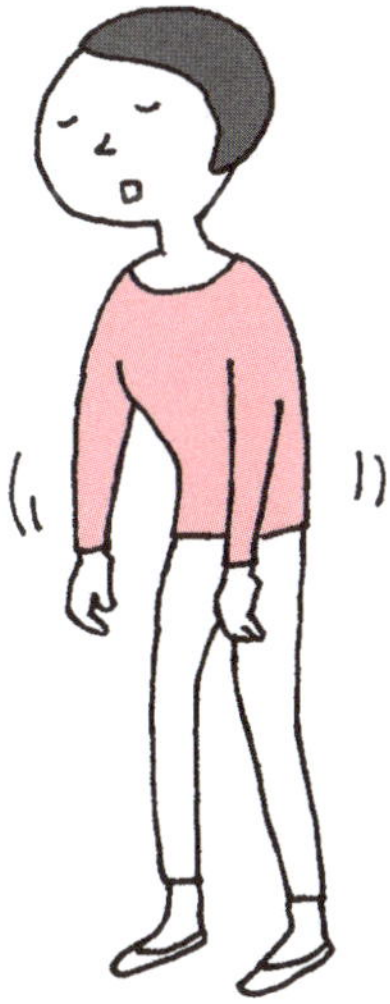

前向きな姿勢は心も前向きにする

全身の姿勢というのは、気分と関係しています。

では、姿勢を変えることで、心はどのように変化するのでしょうか。

ある実験では、参加者に「前のめり」「直立」「リクライニング」の3つの姿勢をとってもらい、脳の状態を見たところ、「前のめり」の姿勢のときに、やる気と関係する左脳の前頭皮質の活動がもっとも高まることがわかりました。つまり、前向きな姿勢はやる気を高め、心も前向きにしてくれるのです。

さらに、その姿勢で課題に取り組んでもらうと、前向きな姿勢のほうが課題をやりとげた量が多いこともわかりました。仕事や勉強など、今ひとつやる気が出ないときは、まず前向きな姿勢をつくってみるといいかもしれません。

また、うつの人は姿勢が悪く、猫背になっていることが多いものです。

うつに関係するセロトニンには、姿勢を維持する抗重力筋の活動レベルを上げる作用がありますが、逆に抗重力筋を刺激することでセロトニンの分泌が増える可能性も指摘されています。実際、胸を張って体がまっすぐ立つような姿勢を保つようにすると、うつ傾向が改善するというデータもあります。

心を前向きに変えようと思ったら、まずは姿勢から変えてみてはいかがでしょうか。

【姿勢が心をつくっている!?】

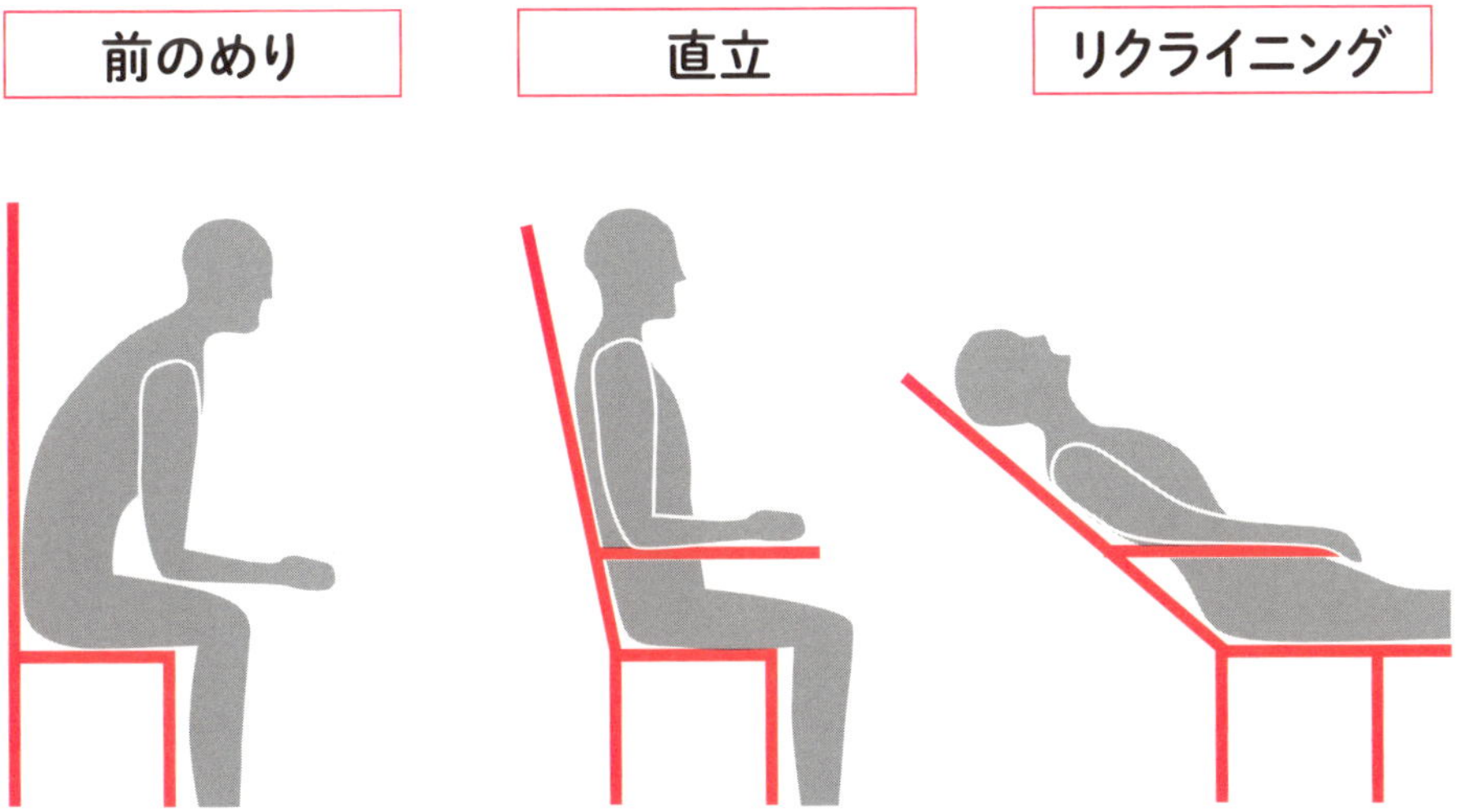

（Price,.T.F & Harmon-Jones, E., Psychophysiology, 2011,48,718-22. より改変）

↓

やる気と関係する
左脳の前頭皮質が
活性化

やる気が出ないときはまず姿勢から変えてみよう

「歩く」ことに意識を向ける歩行瞑想

気分転換に公園を散歩するという人もいると思います。実はこのような自然のなかでおこなう「グリーン・エクササイズ」には、ストレス解消効果があるのです。

街路樹や公園、海や川が見える場所でのウォーキングやサイクリングといった軽い運動は、たった5分おこなうだけで効果が出てくることがわかっています（＊）。10分～1時間程度続ければ効果は高まりますが、1時間以上続けた場合でも効果は変わらないため、必ずしも長時間おこなわなくても構いません。ポイントは、体の力を抜き、ゆっくり歩くこと。そうして五感で自然を感じることが、ストレス解消につながるのではないかと私は考えています。

これは近年注目されるようになった心理療法「マインドフルネス」で推奨している「歩行瞑想法」にも通じます。マインドフルネスとは、「今、ここ」で起きていることに意識を向け、判断や評価をせずにありのままに受け止めることをいいます。たとえば公園のなかを歩いていても、「ゴミが散乱していて汚いな」「こんな狭い道を自転車でスピードを上げて走るなんて危ない」などと考えていたら、脳はちっとも休まることがありません。

そうした雑念に振り回されないためには、地面につくときの足裏の感覚や振っている腕の感覚など、自分の体に意識を向けるようにするといいでしょう。

（＊エセックス大学心理学者ジュールズ・プレティの研究）

【ストレス解消に役立つ歩行瞑想】

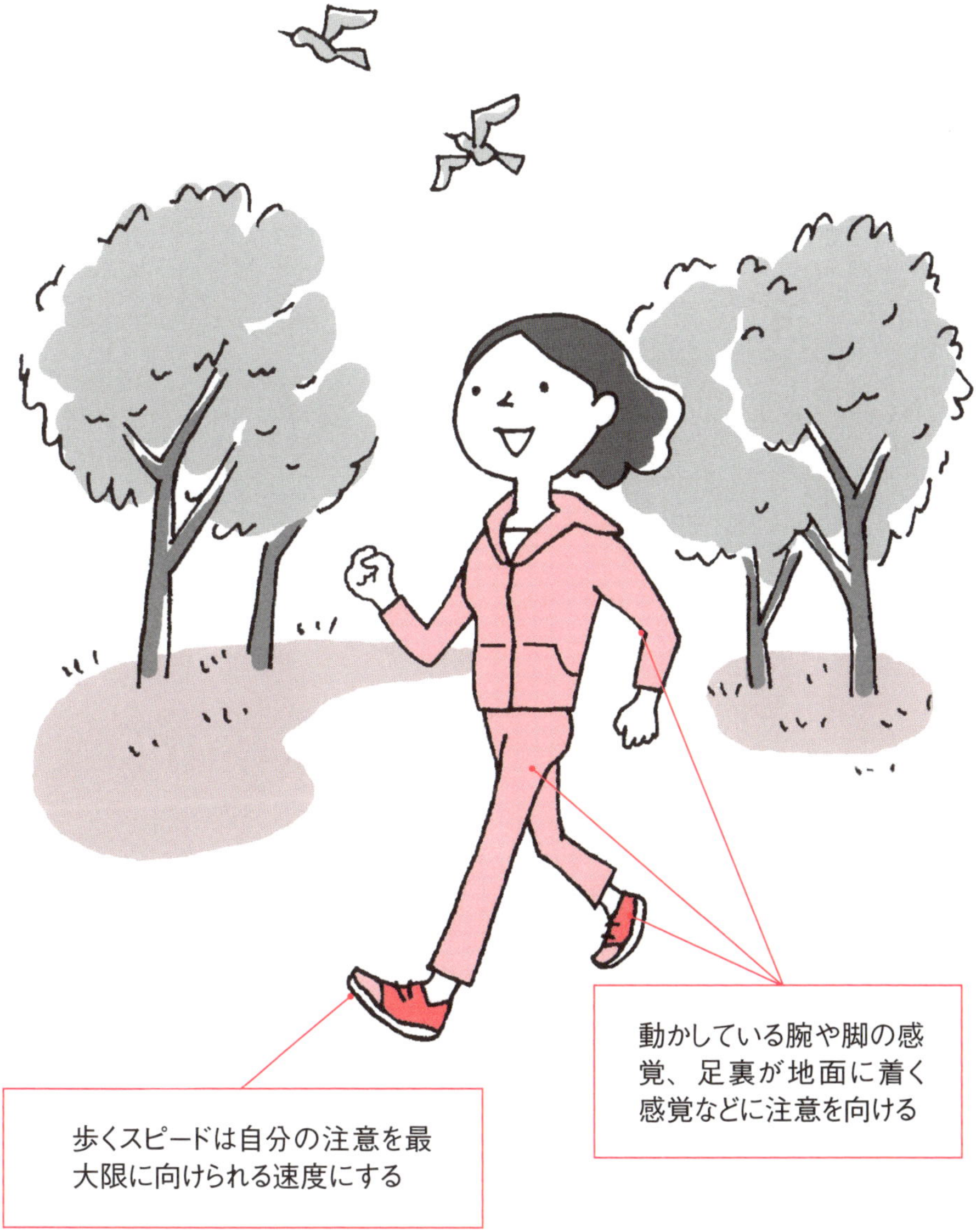
動かしている腕や脚の感覚、足裏が地面に着く感覚などに注意を向ける
歩くスピードは自分の注意を最大限に向けられる速度にする

COLUMN

触れることで「愛着」が生まれる

以前、里親を増やすボランティア団体のお手伝いをしたことがあります。親がいない赤ちゃんを一定期間だっこしてもらうという活動をしていたのですが、それでずいぶん里親が増えました。だっこにより愛着が生まれ、親子関係という絆が生まれたのでしょう。

このような話を聞くと、愛着が生まれるのは、人や動物といった生きているものに対してだけだと思われるかもしれません。しかし機械やものにも愛着は生まれるのです。

例えばソニーが発売したペットロボット「アイボ」。以前のタイプは製造中止となり修理対応も終了してしまったため、泣く泣くアイボの供養をする人たちがニュースでも報じられました。飼い主の人は、たとえ機械であってもそこに命を感じていたのだと思います。

同様のケースはほかにもあります。ある介護施設で介護ロボットを導入しようとした際、警戒したお年寄りたちは、最初のうちはそのロボットを拒絶していました。そこで、職員が少しずつロボットと触れ合う機会を増やしていったところ、お年寄りたちは徐々に受け入れるようになっていったそうです。

今はさまざまな分野でＡＩが導入されつつありますが、効率を追求するだけでなく、同時に利用者との触れ合いということも考えていくことが大切だと思います。

「触れる」ところには命が宿ります。触ることで、その命に愛情を持つようになるのです。

著者紹介

山口　創〈やまぐち　はじめ〉

1967年、静岡県生まれ。早稲田大学大学院人間科学研究科博士課程修了。専攻は、健康心理学・身体心理学。現在、桜美林大学リベラルアーツ学群教授。臨床発達心理士。
おもな著書に、『子供の「脳」は肌にある』『子育てに効くマインドフルネス』（光文社）、『手の治癒力』『人は皮膚から癒やされる』（草思社）などがある。

不安《ふあん》・イライラ・緊張《きんちょう》…を5分《ふん》でリセット！
【図解《ずかい》】脳《のう》からストレスが消《き》える「肌《はだ》セラピー」

2018年７月１日　第１刷

著　　者　山《やま》　口《ぐち》　　創《はじめ》

発 行 者　小 澤 源 太 郎

責任編集　株式会社 プライム涌光

電話　編集部　03(3203)2850

発行所　株式会社 青春出版社

東京都新宿区若松町12番1号〒162-0056
振替番号　00190-7-98602
電話　営業部　03(3207)1916

印刷　大日本印刷　　製本　大口製本

万一、落丁、乱丁がありました節は、お取りかえします。
ISBN978-4-413-11262-8 C0077